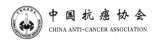

中国抗癌协会
CHINA ANTI-CANCER ASSOCIATION

化学治疗

中国肿瘤整合诊治技术指南（CACA）

CACA TECHNICAL GUIDELINES FOR HOLISTIC INTEGRATIVE MANAGEMENT OF CANCER

2023

丛书主编：樊代明

主　　编：冯继锋　石远凯　徐瑞华　姜文奇

U0244789

天津出版传媒集团

天津科学技术出版社

图书在版编目(CIP)数据

化学治疗 / 冯继锋等主编. —— 天津:天津科学技术出版社, 2023.2

("中国肿瘤整合诊治技术指南(CACA)"丛书 / 樊代明主编)

ISBN 978-7-5742-0842-1

Ⅰ.①化… Ⅱ.①冯… Ⅲ.①肿瘤－药物疗法 Ⅳ.①R730.53

中国国家版本馆CIP数据核字(2023)第032018号

化学治疗

HUAXUE ZHILIAO

策划编辑:方 艳

责任编辑:马妍吉

责任印制:兰 毅

出 版:天津出版传媒集团

天津科学技术出版社

地 址:天津市西康路35号

邮 编:300051

电 话:(022)23332695

网 址:www.tjkjcbs.com.cn

发 行:新华书店经销

印 刷:天津中图印刷科技有限公司

开本 787×1092 1/32 印张7.25 字数80 000

2023年2月第1版第1次印刷

定价:86.00元

编委会

闻淑娟	邬　麟	吴风雷	吴剑秋	吴平平	夏　曙
谢丛华	谢祖成	徐小红	许潇月	薛　东	杨润祥
杨树军	杨　鑫	杨　阳	姚俊涛	于　雁	袁　渊
张东生	张红梅	张　剑	张俊萍	张良玉	张先稳
张小田	张　琰	赵鸿鹰	赵　可	赵　琼	郑晓彬
周国仁	周　辉	朱晓东			

目录 Contents

第十四章　中枢神经系统肿瘤控瘤药的规范化使用

第十五章　控瘤药物不良反应及处理

第一章

控瘤药治疗概述

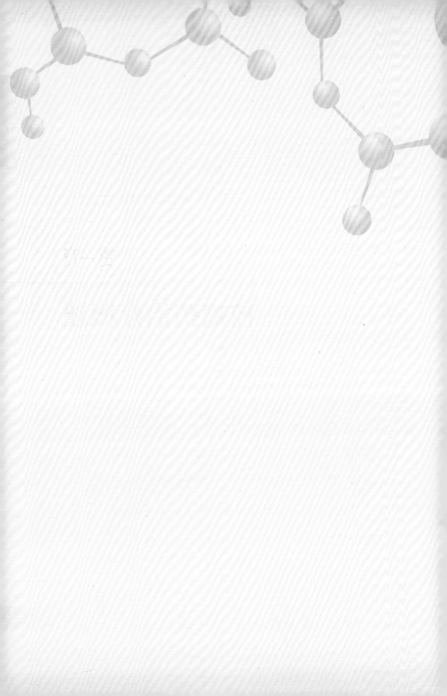

肿瘤是全球范围内的重大公共卫生问题，极大危害人类生命健康，控癌药（也称"控瘤药"）规范化使用是医药领域和社会关注的热点，也是医疗质量控制的难点。随着恶性肿瘤发病率和死亡率的持续攀升，控瘤新药的不断上市，恶性肿瘤规范用药日益受到临床及全社会的广泛关注。

控瘤药在抑制或杀伤瘤细胞同时，一定程度上损害机体正常细胞，产生一系列不良反应，对人体其他系统及器官造成不利影响。控瘤药物种类及使用方案繁多、临床应用广泛，必须对用药进行监控审核，对不合理用药现象进行警示，以防潜在用药失误，促进控瘤药物规范化使用。

一、控瘤药的历史

控瘤药物在国内外古籍中虽早有记载，但较系统医学研究始于20世纪40年代。最初发现氮芥能治疗恶性淋巴瘤，增加了用药物治疗肿瘤的信心，后续逐步展开了控瘤药的试验模型、筛选方法和寻找新药研究。20世纪50年代从合成化合物、天然植物、动物、微生物产物等进行大量筛选，找到了有控瘤活性的物质达数百种，60年代累积了丰富资料，研发出数十种有效的控瘤药物，在7~8种恶性肿瘤取得良好疗效；并逐渐形成了癌细胞动力学、控瘤药物药理学、肿瘤化疗学等新分支学科。以后控瘤药物不断发展，在肿瘤治疗中发挥重要作用。

新中国诞生前，我国控瘤药物研究仍处空白。新中国成立后百废待兴，人才奇缺，直到1955年，控瘤药问题才开始引起注意。1956年制订的"12年科学研究远景规划"，控瘤药物研究被正式纳入国家科研规划之中。

20世纪50年代后，控瘤药物研究迅速升温。包括积极进行控瘤中草药的调查，广泛收集单方、验方、复方及传统的中草药，群众性的控瘤药物筛选蓬勃发展。1966—1976年，对喜树、斑蝥、三尖杉、秋水仙及三棱莪术的研究，是我国控瘤药早期研究阶段，为后来奠定了基础。70年代后期，从国外引进新的肿瘤实验模型、研究方法和新思路，把国外成熟经验和产品迅速移植到国内，仿制了多种控瘤药，以满足临床使用需求。

70年代后，控瘤药物研究在我国全面发展，药化、药理等基础研究、临床应用评价、化学治疗、综合治疗和生产技术革新及推广等都取得令人瞩目的成就。进入21世纪，新学科、新药品、新理论不断出现，国外生产的控瘤药在国内绝大部分都能生产，与国外的合作大量增加，我国的成就引起国际广泛关注。

随着高通量筛选、基因工程新技术、药物基因组学等新学科迅速发展，新知识、新药品不断涌现，我国正面临着控瘤药研究思路和创新药物的新挑战和新机遇。

二、控瘤药使用的规范化管理

控瘤药临床应用需实行规范化管理，根据控瘤药的作用机制、有效性、安全性、可及性和经济性等因素，分为限制使用级和普通使用级。限制使用级控瘤药具下述特点之一。

（1）药物不良反应作用大，需纳入毒性药品管理，适应证严格，禁忌证多，使用不当会对人体造成严重损害，须由具丰富临床经验的医务人员使用。

（2）上市时间短、用药经验少的新型控瘤药。

（3）价格昂贵、经济负担沉重的控瘤药。普通使用级控瘤药是指除限制使用级外的其他控瘤药。

三、控瘤药规范化使用步骤

（一）规范控瘤药的分级管理

（1）按药理作用一般将控瘤药分为化学治疗、分子靶向治疗、免疫治疗、内分泌治疗、抗体偶联类药物

（antibody-drug conjugates，ADC）、中药等6大类，以便分别实施分级管理。

（2）明确控瘤药信息，包括药品价格、月（年）使用费用、医保属性、不良反应、国内上市时间、入院时间、用量等。

（3）已开展分级管理的单位，在既往分级管理基础上根据分级管理路线指导建议对新入院药品进行考量，并对控瘤药分级目录定期进行动态调整。

（二）评估控瘤药物的不良反应

依据控瘤药不良反应（adverse drug reaction，ADR）发生率和严重程度、对ADR的管理能力是否具有权威指南等综合考量进行分级，具体如下。

（1）药物说明书或随机对照临床试验中严重ADR（3~4级）的发生率大于30%的新型控瘤药列入限制使用级。

（2）药物说明书因ADR设置警示的新型控瘤药品应列入限制使用级。

（3）药物说明书或文献报道存在严重但罕见ADR的药物，要充分考虑临床对ADR的早期识别能力和处理能力。

（4）对上市较早或说明书信息不完善的药物，应充分参考临床实践中药物 ADR 发生情况及临床对药物熟悉程度进行分级。

（5）可按药理学分类评估药物 ADR 的严重程度；对免疫治疗药物应充分考虑临床用药经验以及对免疫相关 ADR 的识别和处理能力；建议将内分泌治疗药物列入普通使用级，但对单位内使用较少的药物应列入限制使用级。

（三）评估控瘤药的使用经验

建议评估收治肿瘤患者的专科特色、相关肿瘤学科发展水平、跟踪全球特别是我国肿瘤治疗学术前沿的能力、临床证据级别和诊疗习惯、病理、影像及药学等相关学科的服务能力，多维度进行考量。

（1）限制使用级控瘤药应注意控瘤药在国内首次上市时间和入院时间。

（2）肿瘤专科医院及有肿瘤治疗特色的综合医院，相关药品上市时间和入院时间要求可相对较短（分别为1年或 2~3 年）。

（3）根据本单位内控瘤药的使用量和用药频率、ADR 发生和处理能力判断临床用药经验。

（4）对有条件上市的药品，在未完成相关研究前应列入限制使用级管理。

（5）根据临床需求对部分学科或专业药物的使用做适当调整和补充规定，如不涉及肿瘤治疗的科室或专业。

（6）本单位开展Ⅲ期临床试验的控瘤药，可累积考虑临床用药经验。

（四）评估控瘤药的经济负担

各单位应结合所在地区经济水平和医保覆盖等情况衡量肿瘤药物治疗的费用、对患者生存期延长和生存质量提高，以及患者治疗对家庭和社会的影响，综合评估控瘤药的经济负担。

（1）依据肿瘤治疗特点计算药品使用周期治疗费用及长期用药的月治疗费用，比较不同药物对普通患者的直接治疗费用，也可将治疗方案按周期折算比较。

（2）衡量药品费用同时，应参考药品医保属性以及药物对疗效的提升，包括对患者生存期延长和生存质量提高等数据。

（3）可参考权威期刊已发表的药物经济学研究或药物卫生评估相关文献。

（五）形成控瘤药分级管理目录

在控瘤药分级过程中，结合肿瘤诊治实践落实国家相关医疗质控和药事管理的政策和要求。

（1）控瘤药规范化使用应能符合优先使用国家基本药物的原则。

（2）控瘤药规范化使用应能促进临床合理用药，尤其对泛靶点药物、超说明书使用频繁的药物。

（3）单位根据药品使用情况，结合药品供应目录更新定期对药品分级目录进行调整。

（六）控瘤药规范化使用的实施

（1）对经培训合格副高及以上职称的医师可授予限制使用级药物处方权限。

（2）对高年资主治医师（主治工作大于等于5年），可根据临床诊疗工作需要决定是否在一定范围内授权开具限制使用级控瘤药。

（3）肿瘤专科医院和综合医院肿瘤科可根据临床实践具体情况，分别制定各自处方权限管理方法。

（4）综合医院对非肿瘤科开具的肿瘤药物治疗尤其是开具首次治疗方案可以制定更严格管理权限。

（5）诊断明确的肿瘤患者首次控瘤药物治疗方案，

应由副高及以上职称医师开具。

（6）病情稳定患者延续使用限制级控瘤药可由主治及以上医师开具或由科室授权医师开具。

（7）重新确立治疗方案（不包括药物剂量调整），由副高及以上医师开具限制使用级控瘤药。

四、控瘤药规范化使用的管理要点

肿瘤治疗复杂，临床研究进展快，肿瘤患者收治于不同科室，相关诊疗质控难度大。控瘤药规范化使用的主要手段为分级管理，目的为保障肿瘤患者在经验丰富的治疗团队管理下，获得最佳个体化治疗。

（一）分级管理

分级管理不是限制控瘤药的使用，而是保障具有相关诊疗能力和用药经验的医师可规范化使用控瘤药。各单位应提高控瘤药可及性，及时将临床治疗所需的控瘤药纳入药品供应目录，保障患者治疗需要。

（二）处方管理

严格做好处方审核管理。在实际控瘤药临床应用期间，需做好处方审核管理工作。首先，控瘤药物使用的所有医药人员，要对控瘤药使用安全规范相关知识进行全面掌握，严格按照规范要求执行。在为患者用药前，要再次对医师所开处方药进行检查，对用药准确性和合理性进行审核，确定用药问题后落实。医师与护理人员要定时查房，掌握临床用药规范性与合理性，对临床用药疗效及不良反应明确。综合分析临床用药实践信息，积极搜集掌握相关医疗用药信息，不断优化用药机制和方案，对用药不合理问题要重点强调和管控，为控瘤药临床应用水平提升奠定基础。

（三）用药机制

建立合理用药检查机制。控瘤药临床应用合理性需有效管控，医院需建立严格用药检查机制，运用信息技术建立用药检查监控系统，设定用药标准。医师开方出现不合理现象可及时提示和制止。

（四）落实规范

落实肿瘤规范化诊疗各项要求，加强合理肿瘤及相关学科建设，推进多学科整合诊疗 MDT to HIM 模式，严格掌握药品适应证，确保临床合理用药。加强不良反应，尤其是新发和严重不良反应的监测上报。关注控瘤药联用或与其他药物及其他疗法联用时的相互作用风险。

（五）药学管理

加强药学服务和肿瘤专科临床药师培养，促进药学人员专业能力提升。临床药师需积极深入到临床用药一线，多与医师、护理人员和患者沟通交流，掌握更多的控瘤药使用效果信息。并对临床用药疗效、患者病例等整合分析，进一步优化改善临床用药方案，提升用药合理性。加强控瘤药处方审核和点评，对肿瘤患者进行全医嘱审核。开展重点患者用药监测及院外长期用药患者的监测和随访。

（六）注意事项

控瘤药规范化使用注意事项如下。

（1）控瘤药使用适应证不适宜（无恶性肿瘤诊断或有用药禁忌证）。

（2）控瘤治疗遴选的药品不适宜（不符合指南、共识和临床路径推荐）。

（3）控瘤药给药途径不适宜。

（4）控瘤药用法用量不适宜（包括未记录体表面积病历）。

（5）控瘤药用药疗程不适宜。

（6）联合用药不适宜。

（7）无指征更换化疗方案。

（8）药物注射时间（滴速等）过长或过短，用药次序错误。

（9）药物注射过程中未实行减少药品不良反应发生措施（如避光、冲管、实施心电监护等）。

（10）出院带药未向患者交待药品用法用量。

第二章

控瘤药作用机制与分类

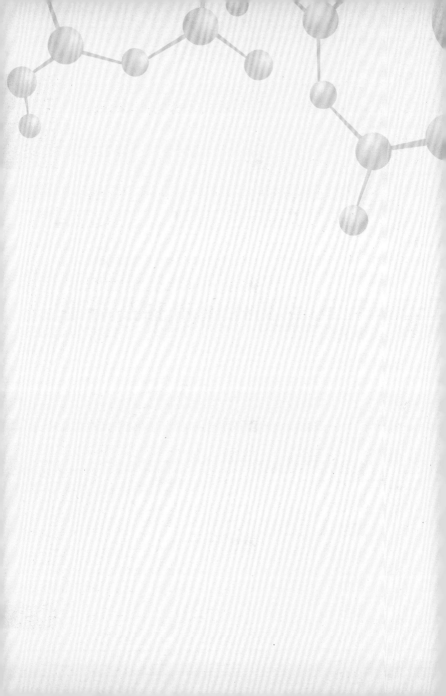

一、常用化疗药

化疗，即化学治疗，是利用化学合成药控灭瘤细胞生长的一种疗法。

目前对化疗药物分类方法主要有三种。

第一种，根据药物来源、化学结构及作用机制分为：烷化剂类、抗代谢类、抗生素类、微管蛋白抑制剂类、拓扑异构酶抑制剂类、激素类及其他。

第二种，根据化疗药物作用的分子靶点分为：影响核酸生物合成的药物；破坏DNA结构和功能的药物；嵌入DNA干扰转录RNA的药物；干扰蛋白质合成的药物和其他（如激素等）。

第三种，根据化疗药物对细胞增殖周期及其各时相的作用不同分为：细胞周期非特异性药物、细胞周期特异性药物。前者对肿瘤增殖各期和G0期的细胞均具杀伤作用。此类药物对恶性肿瘤细胞的作用常较强，其控杀作用呈剂量依赖性，在机体能耐受的药物毒性限度内，作用强度随剂量增加而成倍增强。后者仅对增殖周期中某些时相有控瘤活性，对G0期细胞无影响，并可根据其对各时相的作用特异性再分为G1期特异性、G2期特异性、S期特异性、M期特异性药物。此类药物对瘤细胞作用常较弱，其控杀伤作用呈时间依赖性，需一定时间能发挥作用，达到一定剂量后即使剂量再增加其控瘤作用不再增强。

（一）影响核酸生物合成的药物

（1）5-氟尿嘧啶（5-FU）：为嘧啶类抗代谢药；其控瘤原理与其体内转化的两种活性物质密切相关。通过抑制脱氧胸苷酸合成酶，影响DNA合成；也能通过掺入RNA中干扰蛋白质合成。适应证：结肠癌、直肠癌、胃癌、胰腺癌、乳腺癌、头颈部癌、肾癌、前列腺癌、卵巢癌、食管癌、皮肤基底细胞癌和鳞癌、原发性肝癌等。

（1）卡培他滨：为新型氟尿嘧啶控瘤药，是氟尿嘧啶的前体药物。适应证：晚期乳腺癌和结直肠癌。也用于胃癌等其他晚期胃肠道癌。

（2）硫鸟嘌呤：干扰嘌呤合成代谢，阻碍核酸合成。适应证：急性淋巴性白血病。

（3）甲氨蝶呤：抑制二氢叶酸还原酶，使四氢叶酸生成障碍，最终抑制DNA合成。适应证：骨肉瘤、急性白血病、CNS白血病（作为鞘内注射）、非霍奇金淋巴瘤、伯基特淋巴瘤、蕈样肉芽肿、绒毛膜上皮癌、恶性葡萄胎、小细胞肺癌、乳腺癌、头颈部癌、消化道癌。

（4）阿糖胞苷：是一种核苷类化合物，通过抑制DNA多聚酶，阻止DNA合成。其在体内转化为三磷酸阿糖胞苷才能发挥控瘤作用。适应证：急性髓性白血病、急性淋巴细胞白血病、慢性髓性白血病、非霍奇金淋巴瘤。

（5）羟基脲：通过抑制核苷酸还原酶，阻止DNA合成。并可将瘤细胞阻滞在G1期达到同步化，与放疗联合可起增敏作用。适应证：慢性粒细胞白血病、真性红细胞增多症、多发性骨髓瘤等。联合用药治疗恶性黑色素瘤、肾癌、头颈部鳞癌、胃癌、肠癌、乳腺癌、膀胱癌、恶性淋巴瘤、原发性肝癌、卵巢癌、急性白血病等。作为放射增敏药物治疗脑瘤等头颈部鳞癌。

（二）破坏DNA结构和功能的药物

（1）烷化剂：该类药物共性是具活泼烷化基团，能与DNA或蛋白质某些基团起烷化作用，形成交叉联结或引起脱嘌呤作用，使DNA链断裂；还可使核碱配对错码，造成DNA结构和功能损害。

环磷酰胺：在体内转变为磷酰胺氮芥，与DNA形成交叉联结，抑制瘤细胞生长增殖，是一种广谱的控瘤药。适应证：恶性淋巴瘤、急慢性淋巴细胞白血病、乳腺癌、多发性骨髓瘤、小细胞肺癌、骨软组织肿瘤、神经母细胞瘤、子宫颈癌等。代谢产物丙烯醛由尿排出刺激膀胱可致化学性膀胱炎如血尿和蛋白尿。

噻替派：乙撑亚胺类烷化剂，与DNA碱基结合，使DNA变性，抑制瘤细胞分裂。适应证：乳腺癌、卵巢癌、淋巴瘤等。

白消安：甲烷磺酸酯类烷化剂，在体内解离后起烷化作用。适应证：慢性粒细胞白血病疗效显著。

卡莫司汀：亚硝脲类烷化剂，在体内能与DNA起烷化作用，阻止DNA修复。脂溶性高，易透过血脑屏障。适应证：脑胶质瘤、霍奇金淋巴瘤、小细胞肺癌、脑转移瘤、中枢神经细胞白血病。

（2）抗生素类：是一类从微生物培养液中提取，通过直接破坏DNA或嵌入DNA而干扰转录的控瘤药。

丝裂霉素：与DNA双链交叉联结，抑制DNA复制，或使部分DNA断裂。适应证：宫颈癌、胃癌、肺癌、淋巴瘤、肛管鳞癌等。

博来霉素：抑制胸腺嘧啶核苷嵌入DNA，并与DNA

结合，使DNA断裂，阻止DNA复制合成。适应证：鳞状上皮癌、恶性淋巴瘤和睾丸癌。

（3）铂类：顺铂与卡铂，顺铂可与DNA上鸟嘌呤、腺嘌呤、胞嘧啶形成交叉联结破坏DNA结构和功能，干扰DNA复制。适应证：抗瘤谱广，多种实体瘤的一线用药，对睾丸肿瘤、卵巢癌、膀胱癌、乳腺癌、肺癌、鼻咽癌、食管癌、头颈部肿瘤等实体瘤有效。卡铂的控瘤作用与顺铂相似，但肾毒性、胃肠道毒性显著低于顺铂。

（4）鬼臼毒素类药物：鬼臼毒素破坏纺锤丝形成，抑制有丝分裂。属细胞周期特异性药物。

依托泊苷：干扰DNA拓扑异构酶Ⅱ，使DNA断裂。适应证：小细胞肺癌、睾丸癌、霍奇金淋巴瘤、非霍奇金淋巴瘤、急性髓性白血病、绒毛膜上皮癌、恶性葡萄胎。

（5）喜树碱及衍生物：以DNA拓扑异构酶Ⅰ为作用靶点抑制DNA合成而发挥控瘤作用。属细胞周期特异性药物。

伊立替康：抑制DNA拓扑异构酶Ⅰ，干扰断裂DNA单链重新修复，阻止DNA复制。适应证：晚期结直肠癌、肺癌、卵巢癌、宫颈癌。

拓扑替康：喜树碱的半合成衍生物之一，作用于DNA拓扑异构酶Ⅰ，与DNA断裂单链、拓扑异构酶Ⅰ形成稳定复合物，干扰DNA修复，阻止DNA合成。适应证：复发小细胞肺癌、复发卵巢癌。

（三）干扰转录RNA的药物

（1）放线菌素D：嵌入DNA碱基对鸟嘌呤和胞嘧啶间，阻碍RNA多聚酶功能，阻止RNA合成。适应证：抗瘤谱较窄，对恶性葡萄胎、绒毛膜上皮癌、淋巴瘤、肾母细胞瘤、横纹肌肉瘤及神经母细胞瘤疗效较好。

（2）柔红霉素：第一代蒽环类控瘤抗生素。与DNA碱基对结合，阻止转录过程，抑制DNA复制和RNA合成。适应证：急性淋巴性白血病、急性粒细胞白血病、淋巴瘤、骨肉瘤。

（3）多柔比星（阿霉素）：作用机制同柔红霉素。适应证：急性白血病、恶性淋巴瘤、乳腺癌、肺癌（包括小细胞肺癌和非小细胞肺癌）、卵巢癌、软组织肉瘤、成骨肉瘤、横纹肌肉瘤、尤因肉瘤、肾母细胞瘤、神经母细胞瘤、膀胱癌、甲状腺癌、前列腺癌。

（四）干扰蛋白质合成的药

（1）长春碱类：主要有长春新碱和长春地辛。作用于细胞有丝分裂期的微管蛋白，抑制微管蛋白聚合，干扰纺锤丝微管蛋白合成，使细胞有丝分裂停止于中期。长春新碱适应证：急性淋巴细胞白血病、恶性淋巴瘤、横纹肌肉瘤、尤文肉瘤、神经母细胞瘤、肾母细胞瘤多发性骨髓瘤。长春地辛适应证：晚期非小细胞肺癌、恶性淋巴瘤、乳腺癌、头颈部癌、食管癌、卵巢癌和恶性黑色素瘤。

（2）紫杉醇：促进微管蛋白聚合并抑制其分解，影响纺锤体功能而抑制瘤细胞有丝分裂，属于细胞周期特异性药物。适应证：卵巢癌、乳腺癌、非小细胞肺癌、食道癌、胃癌、膀胱癌、精原细胞瘤等。

（3）L-门冬酰胺酶：门冬酰胺酶是大肠杆菌的酶制剂，能水解血浆中的门冬酰胺为门冬氨酸和氨，使瘤细胞缺乏门冬酰胺，从而抑制蛋白质合成，干扰DNA、RNA合成。作用于细胞增殖周期G1期，是细胞周期特异性药物。适应证：急、慢性淋巴细胞白血病、淋巴瘤。

（五）激素类药物

通过特异性与激素受体结合发挥作用。激素受体均为胞浆蛋白和核蛋白，它们与激素结合具高度亲和力和特异性，内源性或外源性类固醇激素穿透细胞膜进入细胞后，与特异性受体结合，形成激素受体复合物，并被活化进入细胞核内，活化激素受体复合物与染色质特殊受体结合，与核内各种成分发生作用，经过一系列酶反应，引起DNA复制与细胞分裂，从而影响细胞生理功能（具体详见CACA指南《内分泌保护》）。

（六）新型化疗药：ADC药物

ADC药物是由靶向特异性抗原单抗与小分子细胞毒性药物通过连接子链接而成，兼具传统小分子化疗强大杀伤效应及抗体药物的肿瘤靶向性。ADC由三个主要部分组成：负责选择性识别癌细胞表面抗原的抗体，负责杀死癌细胞的药物有效载荷，以及连接抗体和有效载荷的连接子。ADC对抗原识别导致ADC经内吞进入细胞内，通过溶酶体降解后，有效载荷以生物活性形式释放并发挥作用，导致癌细胞死亡。

目前已有10余款ADC药物获批用于血液肿瘤和实体瘤。其中，FDA已批准5个ADC用于6种适应证的实体瘤治疗，分别为：

trastuzumab emtansine（T-DM1）和trastuzumab deruxtecan（T-DXd）用于HER-2阳性乳腺癌；

trastuzumab deruxtecan用于HER-2阳性胃癌；

trastuzumab emtansine（T-DM1）扩展至HER-2+早期乳腺癌；

sacituzumab govitecan用于三阴性乳腺癌；

sacituzumab govitecan和enfortumab vedotin用于尿路上皮癌；

tisotumab vedotin用于宫颈癌。

二、内分泌治疗药

肿瘤内分泌治疗又称肿瘤激素治疗，是指通过调节和改变机体内分泌环境及激素水平治疗肿瘤的方法。对激素依赖性肿瘤，如乳腺癌、前列腺癌等，有时内分泌治疗疗效甚至超过化疗，在肿瘤整个治疗中起不可或缺作用。肿瘤内分泌治疗机制主要包括两个重要环节：降低激素水平和阻断激素与受体的结合。

（一）降低激素水平

（1）促黄体生成素释放激素类似物（luteinizing hormone releasing hormone analogue，LHRHA）和促黄体生

成素释放激素（luteinizing hormone releasing hormone，LHRH）拮抗剂可与促性腺激素释放激素（gonadotropin releasing hormone，GnRH）竞争性结合垂体GnRH受体，减少垂体黄体生成素（luteinizinghormone，LH）和卵泡刺激素（follicle-stim ulating hormone，FSH）的分泌，从而降低雌激素、孕激素和雄激素水平，这种方法也称药物去势。LHRHA是乳腺癌和前列腺癌内分泌治疗中最常用的一类去势药物，具可逆、不良反应小的优点。

（2）雌激素：前列腺癌内分泌治疗的常用药物，可通过负反馈抑制GnRH分泌，减少雄激素产生，达到治疗肿瘤目的。

（3）雄激素：可通过负反馈抑制GnRH分泌，减少雌激素产生，对乳腺癌有一定治疗作用，由于其不良反应较大，目前在乳腺癌治疗中应用越来越少。

（4）甲状腺素：甲状腺癌治疗，补充甲状腺素不仅可维持体内甲状腺素水平，且可通过甲状腺素负反馈抑制下丘脑-垂体-甲状腺轴，降低促甲状腺激素（thyroid stimulating hormone，TSH）水平，抑制TSH引起的甲状腺组织的生长，从而治疗甲状腺癌。

（5）芳香化酶抑制剂（aromatase inhibitors，AI）能

抑制芳香化酶活性，阻止雄激素向雌激素转化，降低雌激素水平，用于治疗乳腺癌。按化学结构可分为非甾体类氨鲁米特、来曲唑、阿那曲唑等及甾体类依西美坦等，主要用于晚期乳腺癌姑息治疗和乳腺癌根治术后辅助治疗。根据AI合成时间分为：第一代AI、第二代AI和第三代AI。第三代AI具有高效、低毒，使用方便等特点，是绝经后乳腺癌内分泌治疗主要药物。

（二）阻断激素与受体结合

（1）选择性雌激素受体调节剂（selective estrogen receptor modulator，SERM）：通过与雌激素竞争性结合雌激素受体（estrogen receptor，ER），阻断雌激素相关基因表达，使癌细胞维持在G1期，减慢细胞分裂和生长，SERM主要用于乳腺癌治疗，是目前应用最广泛的乳腺癌内分泌治疗药物。

（2）雄激素受体拮抗剂：与内源性雄激素竞争性结合，抑制雄激素进入细胞核，阻断雄激素对前列腺癌的刺激作用。单用此药可加速LH和FSH生成，使血浆中睾酮和雌二醇水平增加，故常与GnRH类似物联合应用，成为前列腺癌治疗基本药物。

三、靶向治疗药

肿瘤分子靶向治疗是以瘤细胞标志性分子为靶点，研制有效阻断剂，干预细胞发生癌变环节，如通过抑制瘤细胞增殖、干扰细胞周期、诱导瘤细胞分化、抑制瘤细胞转移、诱导瘤细胞凋亡及抑制瘤血管生成等途径达到治疗肿瘤目的（详见CACA指南《靶向治疗》）。

分子靶向药物的主要作用靶点有以下几个。

（1）与信号转导相关的酶抑制剂，如针对 Bcr-Abl 融合蛋白和 c-Kit 激酶抑制剂伊马替尼、达沙替尼；EGFR 酪氨酸激酶抑制剂吉非替尼、厄洛替尼、奥希替尼；HER-2 酪氨酸激酶抑制剂拉帕替尼；间变性淋巴瘤激酶（ALK）抑制剂克唑替尼、阿来替尼、塞瑞替尼、洛拉替尼；对 c-kit、VECFR、PDGFR 等双靶点或多靶点起作用的药物舒尼替尼、索拉非尼；mTOR 抑制剂依维莫司等。

（2）抗新生血管生成药物，如抗血管内皮生长因子（vascular endothelial growth factorvecil）抗体贝伐单抗、VEGF 受体（vascular endothelial groeth factor receptor，VEGFR）酪氨酸激酶抑制剂阿帕替尼和血管内皮抑素（endostalin）恩度等。

（3）作用于细胞表面抗原或受体的单抗，如针对B淋巴细胞表面CD20抗原的利妥昔单抗、上皮瘤细胞表面HER-2抗原的曲妥珠单抗和表皮生长因子受体（epithelial growth factor receptor，EGFR）的西妥昔单抗等。

（4）泛素-蛋白酶体抑制剂，如硼替佐米。

（5）作用于细胞周期药物，如周期依赖性激酶（cycling Kinase，CDK）抑制剂和有丝分装中aurora激酶抑制剂等。

（6）其他，如蛋白激酶C抑制剂、组蛋白去乙酰化酶（histone deacetylase，HDAC）抑制剂等。

四、免疫治疗药物

控瘤免疫治疗主要通过激发和增强机体免疫功能，达到控灭瘤细胞目的。目前已经应用于临床免疫治疗包括免疫检查点抑制剂、过继性细胞治疗、肿瘤疫苗等。免疫检查点抑制剂主要包括CTLA4单抗（伊匹木单抗）和PD-1/PD-L1单抗（目前已有10余种在国内获批上市）。过继性细胞治疗目前主要包括肿瘤浸润性淋巴细胞（tumour-infiltrating lymphocytes，TILs）、嵌合型抗原修饰的T细胞（chimeric antigen receptor T cells，CAR-T）和T细胞受体修饰（TCR-modified T cells，TCR-T）。

肿瘤疫苗是利用TAAs、肿瘤多肽或瘤细胞裂解产物等诱导机体产生肿瘤特异性免疫应答，保护机体免受肿瘤细胞侵袭，实现对肿瘤的预防和治疗。（详见CACA指南《免疫治疗》）

第三章

控瘤药的适应证

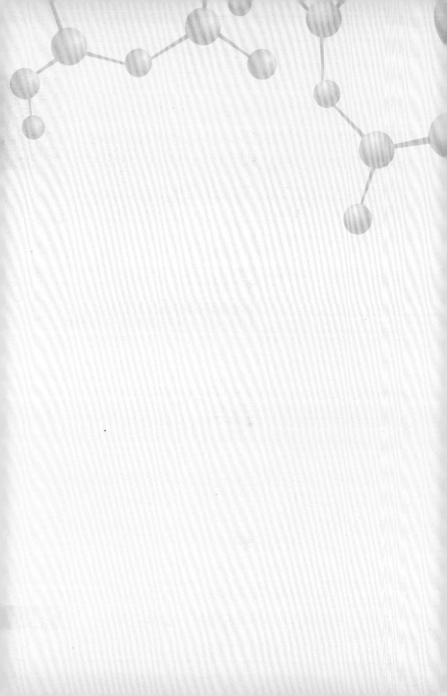

一、药物基本原则

（一）充分评估肿瘤情况和患者身体状况

通过病理和细胞学明确肿瘤病理类型及对治疗有提示意义的指标，通过病史、体检、影像学检查等明确疾病范围、发展趋向；并对患者一般状况、基础疾病及严重程度、重要脏器功能进行评估，预测患者对治疗耐受性。

（二）医患沟通

向患者方充分交代预后、不同治疗方案可能疗效、不良反应、风险，对毒副反应较大的化疗，价格昂贵的疗法、应用时间不长而远期毒性尚待进一步认识的新药，更应着重说明，了解患者方心理状况、经济承受能力及治疗意愿。

（三）明确治疗目的，制定治疗计划

权衡利弊，明确治疗目的是根治性还是姑息性，制定整合治疗方案。

（四）基于循证医学的规范化治疗

控瘤药的使用应根据临床诊疗指南、规范或专家共识进行规范化治疗，确保适应证选择、治疗时机把握、疗程安排、化疗药物及其剂量等有充分循证医学证据，

同时结合每位患者具体情况，寻找最切合该患者病情的相关依据，从而选择最适合该患者的治疗方案，对目前尚无标准治疗或标准治疗疗效仍不满意的患者，应鼓励参与临床试验。

（五）毒副作用的监测

熟悉治疗方案不良反应及其处理。化疗期间，每周查血常规2~3次，每周期至少查肝肾功能1次，必要时增加检查次数。心脏等其他检查按需进行。

（六）用药剂量的调整或停药

化疗过程中根据化疗副反应调整用药剂量。治疗中出现3度以上非血液学毒性、4度血液学毒性、化疗所致心肌损伤、中毒性肝炎、中毒性肾炎、化学性肺炎或肺纤维化、感染性发热或者穿孔、出血、栓塞、休克等严重并发症，需停药，采取相应治疗措施。部分药物达到累积限制剂量后不能继续应用。

（七）疗效评价及方案更改

2~3周期化疗后做疗效评价，CR或PR者至少在4周后行疗效确认，治疗失败时需用新化疗方案，对晚期姑息性治疗，只要未进展就可维持原方案，但对可治愈性疾病，如一定周期后未达CR，则需更改化疗方案。

身体状况不能耐受进一步治疗患者应中止或暂缓治疗。辅助治疗和部分姑息治疗，达到规范疗程后即可停止治疗。

二、药物的合理使用

（一）细胞增殖动力学

联合化疗方案中一般包括两类以上作用机制不同的药物，且常用周期非特异性药物和周期特异性药物配合，方案尽可能选择毒性不重复的药物，以提高正常组织耐受性。药物数目一般主张2~4个；化疗药物序贯应用比较合理。

（二）肿瘤负荷与肿瘤细胞的异质性

恶性肿瘤遗传上不稳定，从而导致明显异质性，在控瘤药使用前祛除巨块，不但能减少肿瘤负荷，也会降低耐药细胞比例。

（三）耐药

耐药是多种机制的综合作用结果。控瘤药治疗失败的原因是某些癌细胞具有原发耐药，或在治疗过程中获得性耐药，或者控瘤药不能在肿瘤所在部位达到控制肿瘤的有效浓度。

（四）细胞凋亡和分化诱导

细胞死亡可分为坏死和凋亡，很多控瘤药具有诱导瘤细胞凋亡的作用，治疗目标是合理安排作用机制不同的药物提高疗效。

（五）剂量强度

很多化疗药物治疗敏感肿瘤的剂量-效应曲线为线性，剂量越高疗效越好。在自体造血干细胞移植术支持下，剂量强度可提高到常规标准剂量的5~8倍以上，疗效显著提高，同时保证患者治疗期间安全。

（六）给药途径

影响药物局部有效浓度的因素很多。其中重要因素是肿瘤体积，大块肿瘤常有部分区域血供不佳，因此通过血液达到这些部位的药物浓度也低，这一问题可通过将药物直接注射到肿瘤所在部位解决，目前对区域性给药能否达到根治有待进一步研究。临床上，血-脑屏障和血-睾屏障使大分子和生物制剂不能穿透脑实质和脑膜，但肿瘤可侵犯血-脑屏障进入脑实质或脑脊髓膜腔。

（七）注意给药方法、间隔时间和合理用药

用药时，需注意给药持续时间、间隔时间和不同药物的先后顺序。细胞周期非特异性药物常一次性静注，在短时间内一次性给予本周期内全部剂量，细胞周期特异性药物则通过缓慢静滴，肌注或口服来延长药物作用时间。给药时间间隔可能影响疗效和毒性，细胞毒性药物对正常细胞也会产生毒性，且需要一定时间恢复，在毒性恢复前不宜再给予同种药物或具有相同毒性的其他药物。出于细胞周期和药物动力学考虑，一些化疗方案规定了给药顺序，联合化疗中常用策略之一是先用细胞周期非特异性药物，再使用细胞周期特异性药物。

（八）给药个体化

肿瘤内科治疗的成功与一些宿主因素明显相关，其中包括营养状态、活动能力、重要器官综合功能等。化疗剂量需综合考虑患者的肿瘤负荷、体力状况、骨髓和心肝肾等主要脏器功能等因素。

三、烷化剂

烷化剂是较为广谱的控瘤药，对处增殖期及非增殖期的瘤细胞均具有控制作用，且效应与剂量成线性相关，故成为肿瘤超大剂量化疗的主要药物。

（一）氮芥类

1. 氮芥

适用于恶性淋巴瘤，尤其是霍奇金淋巴瘤，腔内用药对控制癌性胸腔、心包腔及腹腔积液疗效较好；外用治疗皮肤T细胞淋巴瘤（蕈样霉菌病）。

2. 苯丁酸氮芥

适用于霍奇金淋巴瘤、数种非霍奇金淋巴瘤、慢性淋巴细胞白血病、瓦尔登斯特伦巨球蛋白血症、晚期卵巢腺癌、晚期乳腺癌。

3. 苯达莫司汀

适于在利妥昔单抗或含利妥昔单抗方案治疗过程中或治疗后病情进展的惰性B细胞非霍奇金淋巴瘤（NHL）。

4. 环磷酰胺

联合化疗或单剂治疗用于下列疾病。

白血病：急性或慢性淋巴细胞性和髓系白血病。

恶性淋巴瘤：霍奇金淋巴瘤、非霍奇金淋巴瘤、浆细胞瘤。

转移性和非转移性恶性实体瘤：卵巢癌、乳腺癌、小细胞肺癌、成神经细胞瘤、Ewings肉瘤。

器官移植时的免疫抑制治疗。

对儿童横纹肌肉瘤及骨肉瘤有一定疗效。

5. 异环磷酰胺

适用于睾丸癌、卵巢癌、乳腺癌、肉瘤、恶性淋巴瘤和肺癌等。

6. 美法仑

美法仑片，适于多发性骨髓瘤及晚期卵巢腺癌。美法仑单独或与其他药物联用，对部分晚期乳腺癌有显著疗效。美法仑亦曾作为外科治疗乳腺癌辅助药。

注射用盐酸美法仑，适于多发性骨髓瘤进行自体干细胞移植前高剂量治疗，或不适于美法仑口服制剂多发性骨髓瘤患者的姑息治疗。

（二）亚硝基脲类

1. 卡莫司汀

用于脑瘤（恶性胶质细胞瘤、脑干胶质瘤、成神经管细胞瘤、星形胶质细胞瘤、室管膜瘤）、脑转移瘤和脑膜白血病；对恶性淋巴瘤、多发性骨髓瘤，与其他药物联用对恶性黑色素瘤有效。

2. 洛莫司汀

用于脑部原发肿瘤（如成胶质细胞瘤）及继发性肿瘤；治疗实体瘤，如联合用药治疗胃癌、直肠癌及支气管肺癌、恶性淋巴瘤等。

3. 福莫司汀

用于治疗原发性恶性脑肿瘤和播散性恶性黑色素瘤（包括脑内部位）。

4. 尼莫司汀

用于脑肿瘤、消化道癌（胃癌、肝癌、结肠癌、直肠癌）、肺癌、恶性淋巴瘤、慢性白血病等。

5. 司莫司汀

常用于脑原发肿瘤及转移瘤。与其他药物合用可治疗恶性淋巴瘤，胃癌，大肠癌，黑色素瘤。

（三）烷基磺酸酯类

白消安（1，4-丁二醇二甲磺酸酯）

用于慢性粒细胞白血病的慢性期，对缺乏费城染色体 Ph1 病人效果不佳；也可用于治疗原发性血小板增多症，真性红细胞增多症等慢性骨髓增殖性疾病；联合环磷酰胺作为慢性髓性白血病同种异体的造血祖细胞移植前的预处理方案。

（四）乙烯亚胺类

塞替派

主要用于乳腺癌、卵巢癌、癌性体腔积液的腔内注射以及膀胱癌的局部灌注等，也可用于胃肠道肿瘤等。

（五）氮甲基类

1.达卡巴嗪

用于治疗黑色素瘤，也用于软组织瘤和恶性淋巴瘤等。

2.替莫唑胺

用于：新诊断的多形性胶质母细胞瘤，开始先与放疗联合治疗，随后作为辅助治疗。常规治疗后复发或进展的多形性胶质母细胞瘤或间变性星形细胞瘤。

3.丙卡巴肼

用于：成人霍奇金淋巴瘤的联合化疗。

（六）铂类

1.顺铂

适用于多种实体瘤的治疗，可单药应用或与其他化疗药物联合应用。包括小细胞肺癌与非小细胞肺癌、胃癌、食管癌、睾丸癌、卵巢癌、宫颈癌、子宫内膜癌、膀胱癌、前列腺癌、乳腺癌、头颈部鳞癌、非精原细胞性生殖细胞癌、恶性黑色素瘤、骨肉瘤、神经母细胞瘤、肾上腺皮质癌和恶性淋巴瘤等的治疗。此外，可作为放疗增敏剂，在适当情况下与放疗联用。

2.卡铂

用于卵巢癌、小细胞肺癌、非小细胞肺癌、头颈部鳞癌、食管癌、精原细胞瘤、膀胱癌、间皮瘤等。

3.奥沙利铂

与5-氟尿嘧啶和亚叶酸（甲酰四氢叶酸）联用于以下治疗。

转移性结直肠癌的治疗。

原发肿瘤完全切除后的Ⅲ期（Duke'sC期）结肠癌的辅助治疗。

不适合手术切除或局部治疗的局部晚期和转移的肝细胞癌（HCC）的治疗。

与卡培他滨联合（XELOX）用于Ⅱ或Ⅲ期胃腺癌根治切除术后辅助化疗。

4.奈达铂

主要用于头颈部癌、小细胞肺癌、非小细胞肺癌、食管癌、膀胱癌、精巢（睾丸）肿瘤、卵巢癌、宫颈癌。

5.洛铂

主要用于治疗乳腺癌、小细胞肺癌及慢性粒细胞性白血病。

四、抗代谢类药物

抗代谢类药物指能与体内代谢物发生特异性结合，从而影响或拮抗代谢功能的药物，通常化学结构与体内的核酸或蛋白质代谢物相似。

（一）二氢叶酸还原酶抑制剂

1.甲氨蝶呤

甲氨蝶呤具有广谱控瘤活性，可单独使用或与其他化疗药物联合使用。

单独使用：乳腺癌、妊娠性绒毛膜癌、恶性葡萄胎或葡萄胎。

联合使用：急性白血病（特别是急性淋巴细胞性白血病）、burkitts淋巴瘤、晚期淋巴肉瘤（Ⅲ和Ⅳ期，据Peter分期法）和晚期蕈样霉菌病。

鞘内注射：治疗脑膜转移癌（只能使用等渗制剂）。

大剂量治疗：大剂量甲氨蝶呤单独应用或与其他化疗药物联用治疗下列肿瘤：成骨肉瘤、急性白血病、支气管肺癌或头颈部表皮癌。大剂量甲氨蝶呤必须用亚叶酸进行解救。亚叶酸是四氢叶酸酯衍生物，可与甲氨蝶呤竞争进入细胞内。这种"亚叶酸解救"可在大剂量甲氨蝶呤应用时保护正常组织细胞免受损害。

2. 培美曲塞

非小细胞肺癌：联合信迪利单抗和铂类用于表皮生长因子受体（EGFR）基因突变阴性和间变性淋巴瘤激酶（ALK）阴性、不可切除的局部晚期或转移性非鳞状非小细胞肺癌（NSCLC）一线治疗。

联合帕博利珠单抗和铂类用于EGFR基因突变阴性和ALK阴性的转移性非鳞状NSCLC一线治疗。

与顺铂联合，适用于局部晚期或转移性非鳞状非小细胞肺癌患者一线化疗。

单药适用于经4个周期以铂类为基础的一线化疗后未出现进展的局部晚期或转移性非鳞状非小细胞肺癌患者的维持治疗；既往接受一线化疗后出现进展的局部晚期或转移性非鳞状非小细胞肺癌患者的治疗。

不推荐在以组织学为鳞状细胞癌为主的患者中使用培美曲塞。

恶性胸膜间皮瘤：联合顺铂用于治疗无法手术的恶性胸膜间皮瘤。

3. 普拉曲沙

本品用于治疗复发性或难治性外周T细胞淋巴瘤（PTCL）成人患者。

该适应证基于单臂临床试验的客观缓解率结果的附条件批准。尚未明确接受本品治疗后无进展生存期或总生存期方面的临床获益。

（二）嘌呤核苷合成酶抑制剂

1. 巯基嘌呤

适用于绒毛膜上皮癌，恶性葡萄胎，急性淋巴细胞白血病及急性非淋巴细胞白血病，慢性粒细胞白血病的急变期。

2. 硫鸟嘌呤

急性淋巴细胞白血病及急性非淋巴白血病的诱导缓解期及继续治疗期；慢性粒细胞白血病的慢性期及急变期。

（三）胸腺核苷合成酶抑制剂

1. 氟尿嘧啶

氟尿嘧啶控瘤谱广，主要用于治疗消化道肿瘤，或较大剂量氟尿嘧啶治疗绒毛膜上皮癌。亦常用于治疗乳腺癌、卵巢癌、肺癌、宫颈癌、膀胱癌及皮肤癌等。

2. 替吉奥

不能切除的局部晚期或转移性胃癌。

3.卡培他滨

结肠癌辅助化疗：适于dukes'C期、原发瘤根治术后、适于接受氟嘧啶类药物单独治疗的结肠癌患者的单药辅助治疗。

结直肠癌：卡培他滨单药或与奥沙利铂联合（xe-lox）适于转移性结直肠癌一线治疗。

乳腺癌联合化疗：卡培他滨可与多西他赛联合用于治疗含蒽环类药物方案化疗失败的转移性乳腺癌。

乳腺癌单药化疗：卡培他滨亦可单独用于治疗对紫杉醇及含蒽环类药物化疗方案均耐药或对紫杉醇耐药和不能再使用蒽环类药物治疗。

胃癌：卡培他滨适于不能手术晚期或转移性胃癌一线治疗。胃癌辅助治疗：卡培他滨与奥沙利铂联合（xe-lox）用于Ⅱ和Ⅲ期胃腺癌根治切除后辅助化疗。

（四）DNA多聚酶抑制剂

1.阿糖胞苷

适用于成人和儿童急性非淋巴细胞性白血病的诱导缓解和维持治疗。对其他类型白血病也有治疗作用，如：急性淋巴细胞性白血病和慢性髓细胞性白血病（急变期）。可单独或与其他控瘤药联用；联用疗效更好。

如无维持治疗，阿糖胞苷诱导的缓解很短暂。

阿糖胞苷曾试验性用于其他不同肿瘤治疗。一般而言，仅对少数实体瘤有效。含阿糖胞苷联合治疗方案对儿童非霍奇金淋巴瘤有效。

2. 吉西他滨

用于治疗：局部晚期或已转移的非小细胞肺癌。局部晚期或已转移的胰腺癌。

与紫杉醇联合，用于治疗经辅助/新辅助化疗后复发，不能切除的、局部复发或转移性乳腺癌。除非临床上有禁忌，否则既往化疗中应使用过蒽环类抗生素。

3. 氟达拉滨

用于 B 细胞性慢性淋巴细胞白血病（CLL）治疗，患者接受过至少一个标准的含烷化剂方案治疗，且在治疗期间或治疗后病情无改善或持续进展。

（五）核苷酸还原酶抑制剂

羟基脲

对慢性粒细胞白血病（CML）有效，并可用于对白消安耐药的 CML。

对黑色素瘤、肾癌、头颈部癌有一定疗效，与放疗联合对头颈部及宫颈鳞癌有效。

五、控瘤抗生素

控瘤抗生素是由微生物产生的具控瘤活性的化学物质，作用机理不尽相同，大部分是抑制DNA、RNA和蛋白质合成。

（一）蒽环类

1. 多柔比星

用于急性白血病（淋巴细胞性和粒细胞性）、恶性淋巴瘤、乳腺癌、肺癌（小细胞和非小细胞肺癌）、卵巢癌、骨及软组织肉瘤、肾母细胞瘤、神经母细胞瘤、膀胱癌、甲状腺癌、前列腺癌、头颈部鳞癌、睾丸癌、胃癌、肝癌等。

2. 表柔比星

用于治疗恶性淋巴瘤、乳腺癌、肺癌、软组织肉瘤、食道癌、胃癌、肝癌、胰腺癌、黑色素瘤、结肠直肠癌、卵巢癌、多发性骨髓瘤、白血病。

膀胱内给药有助于浅表性膀胱癌、原位癌的治疗和预防其经尿道切除术后的复发。

3. 盐酸多柔比星脂质体

用于低CD4（小于200 CD4淋巴细胞/mm³）及有广泛皮肤黏膜内脏疾病的与艾滋病相关的卡波氏肉瘤

（AIDS-KS）病人。

可用作一线全身化疗药物，或用作治疗病情有进展的 AIDS-KS 病人的二线化疗药，也可用于不能耐受下述两种以上药物联合化疗的病人：长春新碱、博莱霉素和多柔比星（或其他蒽环类抗生素）。

4. 柔红霉素

用于急性粒细胞白血病和急性淋巴细胞白血病，以及慢性急变者。对实体瘤疗效不如阿霉素。

5. 阿柔比星

用于急性白血病、恶性淋巴瘤。对于其他实体肿瘤的疗效不及多柔比星。

6. 伊达比星

主要用于成人急性非淋巴细胞性白血病（ANLL）一线治疗；复发和难治患者诱导缓解治疗；作为二线治疗药物用于成人和儿童急性淋巴细胞性白血病。

7. 米托蒽醌

主要用于恶性淋巴瘤、乳腺癌和急性白血病。对肺癌、黑色素瘤、软组织肉瘤、多发性骨髓瘤、肝癌、大肠癌、肾癌、前列腺癌、子宫内膜癌、睾丸肿瘤、卵巢癌和头颈部癌也有一定疗效。

（二）博来霉素类

1. 博来霉素

适用于头颈部、食管、皮肤、宫颈、阴道、外阴、阴茎的鳞癌，霍奇金病及恶性淋巴瘤，睾丸癌及癌性胸腔积液等。

2. 平阳霉素

主治唇癌、舌癌、齿龈癌、鼻咽癌等头颈部鳞癌。亦可用于治疗皮肤癌、乳腺癌、宫颈癌、食管癌、阴茎癌、外阴癌、恶性淋巴癌和坏死性肉芽肿等。对肝癌有一定的疗效。

3. 博安霉素

头颈部恶性肿瘤。

（三）放线菌素-D

对霍奇金病（hd）及神经母细胞瘤疗效突出，尤其是控制发热。

无转移绒癌初治单用本药，治愈率达90%~100%，与单用MTX效果相似。

对睾丸癌亦有效，一般均与其他药物联合应用。

与放疗联合治疗儿童肾母细胞瘤（Wilms瘤）可提高生存率，对尤文肉瘤和横纹肌肉瘤亦有效。

（四）丝裂霉素

适用于胃癌、肺癌、乳腺癌，也适用于肝癌、胰腺癌、结直肠癌、食管癌、卵巢癌及癌性腔内积液等。

六、控瘤植物药

控瘤植物药指从植物中提取的具有控瘤活性的药物。

（一）紫杉烷类

1.紫杉醇

进展期卵巢癌一线和后继治疗。

淋巴结阳性的乳腺癌患者在含阿霉素标准方案联合化疗后的辅助治疗。

转移性乳腺癌联合化疗失败或者辅助化疗6个月内复发的乳腺癌患者。

非小细胞肺癌患者的一线治疗。艾滋病（AIDS）相关性卡波氏肉瘤（Kaposi's sarcoma）的二线治疗。

2.多西他赛

乳腺癌：适于局部晚期或转移性乳腺癌治疗；多西他赛联合曲妥珠单抗，用于HER-2基因过表达的转移性乳腺癌的治疗，此类患者先期未接受过转移性肿瘤的化疗。多西他赛联合阿霉素及环磷酰胺用于淋巴结阳性乳腺癌术后辅助化疗。

非小细胞肺癌：适于局部晚期或转移性非小细胞肺癌治疗，即使是以顺铂为主化疗失败后。

前列腺癌：联合强的松或强的松龙用于治疗激素难治性转移性前列腺癌。

胃癌：联合顺铂和 5-氟尿嘧啶（TCF方案）用于治疗既往未接受过化疗的晚期胃腺癌，包括胃食管结合部腺癌。

3. 紫杉醇脂质体

用于卵巢癌一线化疗及其后转移癌治疗、作为一线化疗可与顺铂联用。

也可用于曾用含阿霉素标准化疗乳腺癌患者的后续治疗或复发患者的治疗。

可与顺铂联用于不能手术或放疗的非小细胞肺癌的一线化疗。

4. 紫杉醇（白蛋白结合型）

适于治疗联合化疗失败转移性乳腺癌或辅助化疗后6个月内复发的乳腺癌。除非有临床禁忌证，既往化疗中应包括一种蒽环类抗癌药。

5. 紫杉醇聚合物胶束

联合铂类适于EGFR基因突变阴性和ALK阴性、不可切除的局部晚期或转移性NSCLC的一线治疗。

（二）长春碱类

1. 长春新碱

用于治疗急性白血病、霍奇金病、恶性淋巴瘤，也用于乳腺癌、支气管肺癌、软组织肉瘤、神经母细胞瘤等。

2. 长春地辛

对NSCLC、SCLC、恶性淋巴瘤、乳腺癌、食管癌及恶性黑色素瘤等有效。

3. 长春瑞滨

适于不可切除局部晚期或转移性NSCLC，和转移性乳腺癌单药或联合化疗。

（三）喜树碱类

1. 羟喜树碱

用于原发性肝癌、胃癌、膀胱癌、直肠癌、头颈部上皮癌、白血病等。

2. 托泊替康

对一线化疗失败的，采用"盐酸托泊替康+顺铂"

二线治疗，但不能耐受静脉给药的广泛期NSCLC，可试用与顺铂联合治疗。

尚缺乏数据支持托泊替康可替代广泛期小细胞肺癌的一线治疗标准方案。

3.伊立替康

本品适于晚期大肠癌治疗：与5-氟尿嘧啶和亚叶酸联合治疗既往未接受化疗的晚期大肠癌；作为单一用药，治疗经含5-氟尿嘧啶化疗方案治疗失败者。

（四）鬼臼毒素类

1.依托泊苷

主要用于治疗小细胞肺癌，恶性淋巴瘤，恶性生殖细胞瘤，白血病，对神经母细胞瘤，横纹肌肉瘤，卵巢癌，非小细胞肺癌，胃癌和食管癌等有一定疗效。

2.替尼泊苷

用于恶性淋巴瘤、中枢神经系统肿瘤和膀胱癌。

（五）高三尖杉酯碱

适用于各型急性非淋巴细胞白血病，对骨髓增生异常综合征（MDS）、慢性粒细胞性白血病及真性红细胞增多症等亦有一定疗效。

七、抗血管生成药

（详见CACA指南《靶向治疗》）

八、激素类控瘤药

（一）雌激素受体调节剂

1. 他莫昔芬

激素受体阳性乳腺癌的辅助治疗。激素受体阳性转移性乳腺癌的治疗。

2. 托瑞米芬

适用于绝经后激素受体阳性或不详的转移性乳腺癌的治疗。

（二）雌激素受体下调剂

氟维司群

抗雌激素治疗中或治疗后进展复发的绝经后雌激素受体阳性的局部晚期或转移性乳腺癌。与阿贝西利联合治疗用于激素受体阳性、HER-2阴性的局部晚期或转移性乳腺癌，用于既往曾接受内分泌治疗后出现进展的患者。

（三）芳香化酶抑制剂

包括非甾体类的来曲唑（letrozole）、阿那曲唑（anastrozole）和甾体类依西美坦（exemestane）。

用于绝经后激素受体阳性早期乳腺癌辅助治疗。绝经后激素受体阳性转移性乳腺癌治疗。

（四）抗雄激素药物

1.雄激素受体拮抗剂

（1）氟他胺（flutamide）：适于未经治疗，或对激素控制疗法无效或失效的晚期前列腺癌，可单独使用（睾丸切除或不切除）或与促黄体生成激素释放激素激动剂联用。

作为治疗局限性B2-C2（T2b-T4）型前列腺癌的一部分，也可缩小肿瘤体积和加强对肿瘤的控制及延长无病生存期。

（2）比卡鲁胺（bicalutamide）：与促黄体生成素释放激素类似物或睾丸切除术联用于晚期前列腺癌。

用于治疗不适或不愿接受外科去势术或其他内科治疗的局部晚期、无远处转移前列腺癌。

（3）恩扎卢胺（enzalutamide）：适于高危转移风险非转移性去势抵抗性前列腺癌成年患者；雄激素剥夺治疗失败后无或有轻微症状且未接受化疗的转移性去势抵抗性前列腺癌成年患者。

（4）阿帕他胺（apalutamide）：转移性内分泌治疗敏感性前列腺癌成年患者。

有高危转移风险的非转移性去势抵抗性前列腺癌成年患者。

（5）达罗他胺（darolutamide）：适用于有高危转移风险的非转移性去势抵抗性前列腺癌成年患者。

2.雄激素合成酶抑制剂

阿比特龙（abiraterone）：与泼尼松合用治疗去势抵抗性转移性前列腺癌。

新诊断的高危转移性内分泌治疗敏感性前列腺癌，包括未接受过内分泌治疗或接受内分泌治疗最长不超过3个月。

（五）孕激素类似物

代表药物为甲地孕酮和甲羟孕酮。

晚期乳腺癌和晚期子宫内膜癌，对肾癌、前列腺癌和卵巢癌也有一定疗效。

（六）黄体生成素释放激素（RH-LH）类似物

代表药物为戈舍瑞林和亮丙瑞林。

雌激素受体阳性绝经前乳腺癌去势治疗。前列腺癌患者的去势治疗。

九、ADC类药物

ADC类药物，由单抗和小分子药物偶联而形成。

（详见CACA指南《靶向治疗》）

（一）恩美曲妥珠单抗（adotrastuzumab emtan - sine）

恩美曲妥珠单抗是一种靶向HER-2的ADC药物。

早期乳腺癌：适于接受了紫杉烷类联合曲妥珠单抗为基础的新辅助治疗后仍残存侵袭性病灶的HER-2阳性早期乳腺癌辅助治疗。

晚期乳腺癌：适于接受紫杉烷类和曲妥珠单抗治疗的HER-2阳性、不可切除局部晚期或转移性乳腺癌。患者应具备以下任一情形：①既往接受过针对局部晚期或转移性乳腺癌的治疗；②在辅助治疗期间或完成辅助治疗后6个月内出现疾病复发。

（二）维迪西妥单抗（disitamab vedotin）

维迪西妥单抗是一种我国自主研发的靶向HER-2的ADC药物。

适于至少接受过2种系统化疗的HER-2过表达局部晚期或转移性胃癌（包括胃食管结合部腺癌），HER-2过表达定义为HER-2免疫组化检查结果为2+或3+。

该适应证是基于一项HER-2过表达局部晚期或转移性胃癌（包括胃食管结合部腺癌）Ⅱ期单臂临床试验

结果给予的附条件批准。该适应证完全批准将取决于正在开展的确症性随机对照临床试验能否症实本品在该人群的临床获益。

（三）维布妥昔单抗（brentuximab vedotin）

维布妥昔单抗是一种靶向 CD30 的 ADC 药物，适用于治疗以下 CD30 阳性淋巴瘤成人患者：①复发或难治性系统性间变性大细胞淋巴瘤（sALCL）。②复发或难治性经典型霍奇金淋巴瘤（cHL）。③既往接受过系统性治疗的原发性皮肤间变性大细胞淋巴瘤（pcALCL）或蕈样真菌病（MF）。

（四）奥加伊妥珠单抗（inotuzumab ozogamicin）

奥加伊妥珠单抗是一种靶向 CD22 的 ADC 联物。奥加伊妥珠单抗适于复发性或难治性前体 B 细胞急性淋巴细胞性白血病（ALL）成年患者。

十、其他

（一）细胞分化诱导剂

1.维甲酸

适用于治疗急性早幼粒细胞白血病（APL），并可作为维持治疗药物。

2.亚砷酸

适用于急性早幼粒细胞性白血病、原发性肝癌晚期。

（二）蛋白质合成抑制剂

1. L-门冬酰胺酶

适用于治疗急性淋巴细胞性白血病、急性粒细胞性白血病、急性单核细胞性白血病、慢性淋巴细胞性白血病、霍奇金病及非霍奇金病淋巴瘤、黑色素瘤等。

2. 培门冬酶

用于儿童急性淋巴细胞白血病患者一线治疗。

与左旋门冬酰胺酶一样，本品一般用于联合化疗，推荐与长春新碱，泼尼松和柔红霉素联用。目前尚无单药使用临床研究信息。

（三）生物反应调节剂

（详见CACA指南《免疫治疗》）

1. 卡介苗

用于治疗膀胱原位癌和预防复发，用于预防处于Ta或T1期的膀胱乳头状瘤经尿道切除术后的复发。不用于超过T1期的乳头状瘤。

2. 干扰素

包括人干扰素 $\alpha_1 b$、人干扰素 $\alpha_2 a$、人干扰素 $\alpha_2 b$。

干扰素适用于以下肿瘤的治疗。①淋巴或造血系统肿瘤：毛状细胞白血病；多发性骨髓瘤；低中度恶性非何杰金氏淋巴瘤；皮肤T细胞淋巴瘤；慢性髓性白血病；与骨髓增生性疾病相关的血小板增多；转移性类癌瘤（胰腺内分泌肿瘤）。②实体肿瘤：无机会性感染史病人的与艾滋病相关的卡波济氏肉瘤；复发性或转移性肾细胞癌；转移性恶性黑色素瘤。

3. 白细胞介素2

为免疫调节剂，用于肿瘤生物治疗，尤其适于肾癌、恶性黑色素瘤及癌性胸腹水的治疗，也适于其他恶性肿瘤和免疫功能低下病人的综合治疗。

（四）基因治疗药物

溶瘤病毒

（1）重组人5型腺病毒（H101）：为删除E1B-55 kD和E3区基因片段（78.3~85.8 mu）的重组人5型腺病毒颗粒。对常规放疗或放疗加化疗治疗无效，并以5-FU、顺铂化疗方案进行姑息治疗的晚期鼻咽癌患者可试用本品与前述化疗方案联用。

（2）重组人p53腺病毒：由5型腺病毒载体与人p53基因重组的肿瘤基因治疗制品。与放疗、化疗、热疗等常规肿瘤治疗方法联合使用，临床用于头颈部肿瘤及因p53基因突变或p53基因功能缺失引发的实体瘤和免疫功能低下的治疗。

（五）阿基仑赛注射液

阿基仑赛注射液是一种靶向CD19的基因修饰的自体T细胞免疫疗法。

用于治疗既往接受二线或以上系统性治疗后复发或难治性大B细胞淋巴瘤成人患者，包括弥漫性大B细胞淋巴瘤（DLBCL）非特指型（NOS），原发纵隔大B细胞淋巴瘤（PMBCL）、高级别B细胞淋巴瘤和滤泡性淋巴瘤转化的DLBCL。

（六）艾立布林

艾立布林为抗微管药物，提取自日本神奈川县油壶之地的冈田软海绵素B。

适用于治既往接受过至少两种化疗方案的局部晚期或转移性乳腺癌患者。既往化疗方案应包含一种蒽环类和一种紫杉烷类药物。

（七）沙利度胺

（超说明书用药）用于多发性骨髓瘤、非小细胞肺癌的治疗。

（八）来那度胺

与地塞米松合用，治疗曾接受过至少一种疗法的多发性骨髓瘤的成年患者。

与利妥昔单抗合用，治疗既往接受过治疗的滤泡性淋巴瘤（1-3a级）成年患者。

（九）泊马度胺

与地塞米松联用，适用于既往接受过至少两种治疗（包括来那度胺和一种蛋白酶体抑制剂），且在最后一次治疗期间或治疗结束后60天内发生疾病进展的成年多发性骨髓瘤患者。

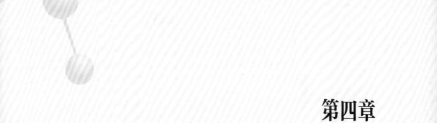

第四章

肿瘤急症与辅助治疗

一、肿瘤急症

在恶性肿瘤的发生发展及治疗过程中，常出现基础疾病或治疗引起的医疗急症。肿瘤急症可能是肿瘤初始临床表现，也可能在控瘤治疗各阶段出现。随着肿瘤患者数量逐年上升，几乎所有级别的医疗保健机构都会遇到肿瘤急症。因此，让更多医生了解肿瘤急症，规范肿瘤急症诊治流程十分重要。

（一）发热性粒细胞减少

发热性粒细胞减少（febrile neutropenia，FN）是指严重中性粒细胞绝对值（absolute neutrophil count，ANC）降低，即 ANC 绝对计数小于 $0.5 \times 10^9/$ L，或小于 $1.0 \times 10^9/$ L 但预计 48 h 内下降至 ANC 小于 $0.5 \times 10^9/$ L，且合并发热，即单次口温大于等于 38.3℃或大于等于 38.0℃持续超过 1 小时。FN 发生主要与细胞毒性类药物相关，与药物种类、给药剂量、多药联合及患者自身耐受情况相关。肿瘤支持疗法多国协会（multinational association for supportive care in cancer，MASCC）和稳定性发热性中性粒细胞减少症的临床指数（clinical index of stable febrile neutropenia，CISNE）模型可用于评估 FN 风险。

1. 预防

接受有 FN 风险治疗方案、既往治疗周期中未预防性使用粒细胞集落刺激因子（granulocyte colony stimulating factor，G-CSF）前提下出现 FN 的患者，预防性使用长效或短效 G-CSF，可减轻治疗相关粒细胞下降程度和缩短粒细胞减少持续时间，降低 FN 发生风险。预防性抗感染治疗仅用于高 FN 发生风险者，推荐使用针对铜绿假单胞菌和其他革兰阴性（G⁻）杆菌的抗生素，如氟喹诺酮类。不推荐预防性使用抗革兰阳性菌（G⁺）及抗真菌药物。

2. 治疗

①对于高风险 FN 患者：尽快完善初步评估并住院治疗，立即经验性静脉抗生素治疗，待血培养结果回报后调整抗生素使用。推荐广谱抗铜绿假单胞菌高级别 β-内酰胺类药物单药治疗，如碳青霉烯类、四代头孢。疑似中心静脉导管相关感染、皮肤或软组织相关相关、严重黏膜炎、肺炎、血流动力学不稳定、败血症、已知耐甲氧西林金黄色葡萄球菌、耐万古霉素肠球菌或耐青霉素链球菌定植和血培养格兰氏阳性者可使用针对 G⁺ 的药物，如利奈唑胺。对接受广谱抗生素治疗 72-96 小时后

仍有发热者，可用经验性抗真菌药物，如卡泊芬净、脂质体两性霉素B。对伴复杂临床表现或单药治疗无效患者，可用多药联合，扩大抗菌谱。②对于低风险FN患者：可门诊经验性口服抗生素。首选氟喹诺酮类药物单药或联合β-内酰胺类药物。③G-CSF使用存在争议，但应用G-CSF可加快FN的恢复，缩短住院时间和减少抗生素使用。

（二）上腔静脉综合征

上腔静脉综合征（superior vena cava syndrome，SVCS）是由上腔静脉被压迫或阻塞引起的肿瘤急症。约70% SVCS是肿瘤侵犯或压迫引起，常见于肺癌、淋巴瘤、转移性纵隔肿瘤。常见体征是头面部、颈部、手臂水肿及颈胸部和上臂静脉曲张。常见临床症状是呼吸困难、咳嗽、声音嘶哑、喘鸣、头晕、头痛，有少部分患者表现为胸痛、咯血、眩晕甚至晕厥。快速闭塞的SVC导致静脉压突然升高，可能会出现危及生命的脑、咽、喉水肿症状。

1.诊断

常据临床症状和影像学（首选增强CT）诊断，上腔静脉造影是确定SVC阻塞及血栓形成程度的金标准。根据SVCS分级选择下一步治疗。

2.治疗

①吸氧、抬高床头以降低头部和颈部静水压力；②血管内支架推荐用于出现危及生命的症状（如脑或喉水肿或体位性晕厥）时；③放疗；④手术治疗：旁路移植术和SVC重建，仅适于具严重症状且不能接受血管内支架的广泛静脉血栓形成或闭塞者；⑤对药物治疗敏感型肿瘤，控瘤治疗可快速明显缓解；⑥SVCS伴血栓形成者，建议在血运重建前使用置管溶栓术或血栓吸引术清除血栓，以缩短病变同时防止肺栓塞发生；⑦抗凝治疗常用于存在上腔静脉血栓或其他静脉血栓栓塞并发症患者，以及支架植入术后患者。

（三）恶性脊髓压迫综合征

恶性脊髓压迫综合征（malignant spinal cord compression syndrome，MSCC）是由于脊髓受压出现的一系列神经系统症状和体征，常因原发性或继发性椎管内肿瘤或硬膜外肿瘤压迫导致。最常见于乳腺癌、肺癌、前列腺癌和淋巴瘤。根据病变位置可表现为进行性加重的背痛、感觉异常、四肢沉重、笨拙乏力或截瘫，膀胱和肠道功能障碍。急性者可表现为突发感觉和/或运动障碍、尿潴留、便秘等。其他症状还包括共济失调、生理反射消失、病理反射阳性和步态异常等。

1.诊断

MRI是MSCC首选诊断方法。MRI禁忌者，可选CT脊髓造影检查。结合患者症状体征可明确诊断。如诊断存疑可行经皮脊柱穿刺活检进一步明确病理。

2.治疗

所有疑似MSCC者均应立即开始治疗，以保护神经系统功能。①药物治疗：糖皮质激素为最常用药物，可迅速减轻脊髓压迫引起的神经水肿和增加脊髓抗缺氧能力。根据疼痛级别选择非甾体抗炎药或阿片类药物止痛治疗。②放疗：无脊柱不稳定情况者首选放疗，在缓解疼痛同时抑制肿瘤生长和减轻神经损伤。③手术治疗：10%~15%的患者可行手术治疗以减轻脊髓压迫，是快速进展MSCC及病理性骨折高风险患者的首选治疗。④药物治疗：试用于控瘤药物治疗敏感的肿瘤类型。

（四）肿瘤溶解综合征

肿瘤溶解综合征（tumor lysis syndrome，TLS）是短期内肿瘤细胞大量死亡、细胞内容物被释放至循环中，引起一系列以高尿酸血症、高钾血症、高磷血症、低钙血症和急性肾衰为主要表现的代谢紊乱综合征。TLS主要诱因为治疗引发的短期内大量肿瘤细胞凋亡，部分血液肿瘤也可自发出现TLS。TLS常出现于细胞增殖速度快、负荷大、分级高且对治疗敏感的血液肿瘤或实体瘤中（如急性白血病、高级别淋巴瘤、小细胞肺癌）。高龄、肾功能不全或联用可升高血尿酸的药物可增加TLS发生风险。

1. 诊断

TLS可能出现临床症状（临床TLS），如尿量减少，尿毒症及体循环容量过高相关症状，也可能无临床症状仅表现为实验室检查结果异常（实验室TLS），如尿酸、磷、钾和乳酸脱氢酶水平升高，以及血钙浓度降低。临床最常用诊断标准为Cairo-bishop标准。

2. 预防

①治疗前24~48小时使用降尿酸药物，如别嘌醇、非布司他等；②治疗前积极静脉补液；③使用碳酸氢钠碱化尿液的预防方式仍存在争议。

3. 治疗

①心电监护，每4~6小时监测肾功能、电解质直至恢复正常，必要时将患者转移到重症监护病房。②充分水

化：使用生理盐水静脉补液水化，补液量为3000 mL/m²/d，推荐尿量为80~100 mL/m²/h，酌情使用利尿剂。③碱化尿液：使用碳酸氢钠碱化尿液，使尿pH值维持在7.0~7.5。④降尿酸：使用别嘌醇、非布司他等药物。⑤纠正电解质紊乱：a.高钾血症，使用葡萄糖和胰岛素，改用祥利尿剂和补充葡萄糖酸钙，必要时行血液透析治疗；b.高磷血症，积极补液同时口服磷酸盐结合剂，如氢氧化铝凝胶，抑制肠道吸收磷；c.低钙血症，为高磷血症并发症，一般无须补钙。⑥血液或腹膜透析：少尿或无尿、容量超负荷、难治性高钾血症、高磷血症引起的症状性低钙血症和磷酸钙产物大于70 mg²/dL患者需透析治疗无尿。

（五）代谢性急症

1. 恶性高钙血症

恶性高钙血症（hypercalcemia of malignancy，HCM）是肿瘤引起的血清钙水平高于2.75 mmol/L。常见于乳腺癌、肺癌、非霍奇金淋巴瘤和多发性骨髓瘤。肿瘤分泌甲状旁腺激素相关蛋白的增加、破骨细胞活化因子的释放和肿瘤产生1，25（OH）$_2$D、肿瘤分泌甲状旁腺激素或原发性甲状旁腺功能亢进是导致HCM主要原因。临床表现包括主要为恶心、呕吐、厌食、腹痛、便秘、多尿、低血压、骨痛、乏力和精神障碍。严重者可能发生肾衰、心衰或昏迷。

治疗：①无症状或症状轻微的慢性、中度及以下高钙患者（血清 Ca^{2+} 浓度小于 3.5 mmol/L）不需立即治疗。但急性中度及以上或有症状的高钙血症（血清 Ca^{2+} 浓度大于 3.0 mmol/L）需及时处理；②重度或有症状高钙血症常伴脱水症状，需静脉输注大量生理盐水，尿量维持在 100~150 mL/h；③静脉输注双磷酸盐类药物；④降钙素皮下注射，可通过抑制破骨细胞、增加钙排出，降低血钙水平，配合补液，短期用于重度或有症状高钙血症的患者；⑤地舒单抗通过靶向 RANK 配体抑制破骨细胞的活性和功能，用于治疗双磷酸盐难治性高钙血症和肾功能衰竭患者；⑥糖皮质激素可抑制 1，25（OH)$_2$D 过量产生，可治疗 1，25（OH)$_2$D 异位生成导致的 HCM；⑦血液、腹膜透析仅用于重度高钙血症；⑧有效的控瘤治疗后 HCM 可得到控制。

2. 低钠血症

低钠血症（hyponatremia）是指血钠低于 135 mmol/L，是肿瘤患者最常见代谢紊乱。肿瘤导致血容量不足、肾功能异常、抗利尿激素异常分泌综合征（SIAD）等是常见原因。低钠血症临床症状包括头痛、恶心、呕吐、嗜睡、癫痫、昏迷发作等。多数肿瘤患者低钠血症为低渗性低钠血症（血浆渗透压小于275 mOsm/kg），轻到中度多见，无须住院治疗。急性低钠血症（持续时间小于48 h）或严重低钠血症及时就医，急性低钠血症更易发生脑水肿，但纠正低钠血症不宜过快，避免对脑再次损伤。

治疗：①立即开始诊断评估；②终止引起低钠血症所有治疗；③严重低钠血症（慢性或急性）第1小时静脉输注3%高渗盐水直到血钠浓度增加4~6 mmol /L。如症状改善则停止输注高渗盐水，改用0.9%盐水输注并给予对病因治疗，第1个24 h血钠升高小于10~12 mmol /L，前48小时升高小于18 mmol /L，随后每24 h血钠升高小于8 mmol /L，直到血钠达到130 mmol /L；④密切监测血清钠变化。如低钠血症被过快纠正应立即停止补钠，监测尿量及液体平衡输注不含电解质液体，必要时用去氨加压素或托伐普坦。

（六）其他

除上述急症外恶性肿瘤还可引起低血糖、肾上腺功能不全、高黏滞综合征、白细胞增多症、恶性心包积液与心脏压塞、急性气道阻塞或出血等均可危及患者生命。此外，控瘤治疗期间由药物（如细胞毒性化疗药物、新型靶向药物和免疫治疗药物）引起的严重不良事件有时会危及生命，也需警惕并妥善处理。

二、辅助治疗药物

（一）镇痛药

肿瘤疼痛的药物治疗应遵循 WHO "三阶梯镇痛原则"。

1. 用于轻度癌痛的镇痛药

非甾体类抗炎药和对乙酰氨基酚是轻度癌痛治疗的基本药物，也可与阿片类药联合治疗中、重度癌痛。常用非甾体类抗炎药物包括：布洛芬、双氯芬酸、吲哚美辛、塞来昔布等。非甾体类抗炎药剂量达到一定水平后，再增加剂量并不能增加镇痛效果，反而增加毒性反应（天花板效应）。常见不良反应：消化性溃疡、消化道出血、血小板功能障碍、肾功损伤、肝功损伤和心脏毒性等。

2. 用于中度癌痛的镇痛药

首选弱阿片类药物，可单独或联合非阿片类镇痛药或辅助药。常用弱阿片类药物包括：可待因、曲马多、氨酚羟考酮等。其剂量亦存在"天花板效应"，且易出现耐药，耐药后需更换强阿片类药物。常见不良反应：头晕、恶心、呕吐、便秘等。

3.用于重度癌痛的镇痛药

强阿片类药物为重度癌痛首选药物，以剂量滴定方式个体化用药。常用短效药物包括：吗啡即稀制剂和羟考酮即稀制剂。长效药物包括：吗啡缓释片、羟考酮缓释片、芬太尼透皮贴剂等。长期使用阿片类药物时建议口服给药，有明确指征时可采用透皮吸收途径给药，也可临时皮下注射，必要时可自控镇痛给药。常见不良反应：便秘、恶心、呕吐、头晕、嗜睡、尿潴留、呼吸抑制等。

（二）骨保护剂

临床上常用的骨保护剂包括双磷酸盐类药物和地舒单抗。双磷酸盐类药物主要通过抑制破骨细胞介导骨重吸收发挥作用。包括第一代药物如依替膦酸钠、氯膦酸二钠、替鲁膦酸钠；第二代如帕米膦酸钠、阿仑膦酸钠；第三代如唑来膦酸钠、利塞膦酸钠、伊班膦酸钠。双磷酸盐类药物使用适应证：① 骨转移所致高钙血症；

② 骨转移所致骨痛；③ ECT异常，X线（或CT或MRI）证实的骨转移；④ ECT异常，X线正常，但CT或MRI显示骨破坏；⑤ 影像学诊断为骨破坏，即使无骨痛症状。建议每月使用一次，连用1~2年后可每3个月一次。常见不良反应：流感样症状、肾毒性、低钙血症、颌骨坏死等。

地舒单抗是一种全人源化IgG2单抗，通过抑制破骨细胞形成和活化，从而抑制骨吸收。推荐剂量：120 mg每4周皮下注射。常见不良反应：胃肠道反应、乏力、低钙血症、低磷血症、颌骨坏死等。

（三）恶心呕吐相关药物

目前临床常用镇吐药物主要包括：① 多巴胺受体拮抗剂，如甲氧氯普胺；② 5-羟色胺-3（5-HT3）受体拮抗剂，如第一代托烷司琼、昂丹司琼、格拉司琼、阿扎司琼、雷莫司琼、多拉司琼等及第二代帕洛诺司琼；③ 神经激肽1（NK-1）受体拮抗剂，如阿瑞匹坦、福沙匹坦等；④ 糖皮质激素，如地塞米松、泼尼松、甲泼尼龙等；⑤ 非典型抗精神病药物，如奥氮平；⑥ 苯二氮䓬类，如劳拉西泮、阿普唑仑等；⑦ 吩噻嗪类药物，如氯丙嗪、苯海拉明等。对于高致吐性化疗方案，推荐使用三药联合的止吐方案，如5-HT3受体拮抗剂+地塞米松+NK-1受体拮抗剂等。对于中致吐性控瘤药物，推荐使用二联或三联，首选5-HT3受体拮抗剂联合地塞米松，在此基础上，部分预计镇吐效果欠佳的患者可加用奥氮平或NK-1受体拮抗剂。对低致吐性控瘤药物，推荐使用单一镇吐药物，如地塞米松、甲氧氯普胺等。对轻微致吐性控瘤药物，常不推荐预防性使用镇吐药物，如化疗后出现恶心、呕吐，首选地塞米松或甲氧氯普胺方案。镇吐药物常见不良反应：便秘、头痛、腹胀腹痛、锥体外系症状等。

（四）改善肝功能的药物

对轻中度肝细胞损伤型和混合型药物性肝损伤（DILI），炎症程度较轻者推荐水飞蓟素；较重者可用甘草酸制剂如甘草酸二胺，甘草酸单胺半胱氨酸复合制剂。胆汁淤积型DILI可选用熊去氧胆酸；对ALT明显升高急性肝细胞损伤型和混合型DILI，异甘草酸镁已获批为适应证。N-乙酰半胱氨酸推荐用于治疗早期急性肝衰，但其在中重度DILI中疗效有待研究。糖皮质激素，宜用于超敏或自身免疫征象明显且停用肝损伤药物后生化指标改善不明显甚或继续恶化者，但由于其对DILI疗效尚缺乏随机对照研究，使用时应充分权衡利弊，严格掌握适应证。其他可供选择药物还有精氨酸谷氨酸、双环醇等。

（五）改善肾功能的药物

目前尚无足够证据支持药物性肾损伤的护肾药物选择。国内部分单中心试验提示前列地尔注射液、尿毒清颗粒、百令胶囊、肾衰宁胶囊、金水宝胶囊等具改善肾功能效果，可酌情考虑。

（六）改善心脏功能的药物

右雷佐生可预防蒽环类药造成的心脏毒性和左心功能降低，免疫检查点抑制剂治疗相关严重心脏不良反应可选择糖皮质激素、抗人胸腺免疫球蛋白、英夫利西单抗等尽早治疗。中药制剂例如心脉隆注射液、丹参注射液、参芪扶正注射液、苦参注射液、稳心颗粒、贞芪扶正颗粒等亦有一定改善心功能作用，但仍需确证。

（七）增敏剂及解毒药

亚叶酸钙为四氢叶酸类似物，进入体后会转变成有活性的亚甲基四氢叶酸和N10-甲烯四氢叶酸。常用于高剂量甲氨蝶呤治疗后的解救治疗。也常与5-氟尿嘧啶联用增强其控瘤作用。

美司钠进入体内后代谢成为美司钠二硫化物，可与尿液中环磷酰胺、异环磷酰胺的4-羟基代谢产物、丙烯醛发生反应从而起保护作用，因此临床上美司钠可用于预防环磷酰胺、异环磷酰胺的泌尿道毒性。

（八）其他

（1）化疗相关血小板减少：重组人白细胞介素-11，重组人血小板生长因子，艾曲波帕、罗普司亭、咖啡酸片等。

（2）化疗相关贫血：促红细胞生成素等。

（3）化疗相关周围神经病变：度洛西汀、普瑞巴林等。

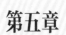

第五章

胸部肿瘤控瘤药的
规范化使用

一、肺癌

（一）小细胞肺癌

小细胞肺癌（small cell lung cancer，SCLC）约占所有肺癌15%~20%，生物学表现为增殖快、易转移、易复发等特点，因此，控瘤药物治疗，尤其是以依托泊苷、铂类为代表的化疗药物，对SCLC的整合治疗至关重要。

1.局限期小细胞肺癌

同步放化疗是局限期SCLC主要治疗手段。早期患者（T1-2，N0）可选择根治术手术治疗。无论采取根治性放疗还是根治性手术切除者，4~6周期依托泊苷+顺铂/卡铂方案均是目前首选化疗方案。根治性放疗应尽早加入，在第一或第二周期化疗时即开始同步放疗。

对PS评分3~4分的患者，应鉴别其原因，若是SCLC所致体能下降，则可谨慎选择化疗，否则不应马上化疗。高龄不是SCLC化疗禁忌，应综合患者体力状态、器官功能等因素，做出个体化化疗方案选择。

依托泊苷是一种细胞周期特异性控瘤药物，作用于DNA拓扑异构酶Ⅱ，形成药物-酶-DNA稳定的可逆性复合物，阻碍DNA修复。依托泊苷有静脉和口服两种制剂，常见不良反应为血液和消化道毒性。静脉滴注过快（小于30分钟）可有低血压、喉痉挛等过敏反应。使用时需注意：口服宜饭前服用，部分患者可能发生过敏反应。本品有骨髓抑制作用，用药期间应定期检查血象。肝功障碍者慎用。

2. 广泛期小细胞肺癌

以化疗为基础的多学科整合治疗是广泛期SCLC的主要治疗手段。近年，免疫检查点抑制剂联合化疗在广泛期SCLC治疗中取得一定突破，已逐渐取代以往单纯化疗成为新的标准一线治疗方案。

依托泊苷联合铂类是标准的一线化疗方案，常为4~6周期。多项临床研究显示，在广泛期SCLC治疗中，卡铂与顺铂疗效接近，但胃肠道反应、肾毒性较轻，应用较方便，因此其地位与顺铂基本一致。此外，来自日本的早期研究显示伊立替康联合铂类可改善广泛期SCLC PFS，但后续研究未能证实该优效性，仅作为一线化疗选择之一。当前一线治疗临床试验中，免疫检查点抑制剂联合化疗方案绝大多数均选择经典依托泊苷+顺铂/卡铂方案，而"伊立替康+铂类"方案与免疫治疗联合应用尚缺乏足够数据。

一线化疗后出现疾病进展患者，可根据化疗间隔时间分为耐药复发（小于等于6个月）和敏感复发（大于6个月）。对敏感复发，二线治疗可重复原化疗方案，而耐药复发，二线可选择拓扑替康、伊立替康、紫杉醇、多西他赛等。

拓扑替康（topotecan）是喜树碱人工半合成衍生物，为拓扑异构酶I抑制剂，进入体内后与拓扑异构酶I形成复合物导致DNA不能正常复制，引起DNA双链损伤。由于哺乳类动物细胞不能有效修复这种双DNA损伤，故可抑制细胞增殖。拓扑替康常见不良反应有骨髓抑制、胃肠道反应、乏力等。

伊立替康（irinotecan）为半合成水溶性喜树碱类衍生物，在大多数组织中被羧酸酯酶代谢为SN-38，而后者作用于纯化拓扑异构酶I的活性比伊立替康更强，可诱导单链DNA损伤，从而阻断DNA复制叉，由此产生细胞毒性。主要剂量限制性毒性为延迟性腹泻和中性粒细胞减少，使用时需注意延迟性腹泻、骨髓抑制、乙酰胆碱综合征、胃肠道反应等副作用。

（二）非小细胞肺癌

非小细胞肺癌（NSCLC）药物治疗包括化疗、分子靶向治疗、抗血管生成治疗、免疫治疗等。自从含铂双药化疗奠定NSCLC药物治疗基础以来，虽然不断有新药涌现，但化疗作为基石与免疫治疗、抗血管生成治疗、分子靶向治疗联用等，在NSCLC的药物治疗中发挥重要作用。在姑息性治疗、围术期治疗、局限晚期同步放化疗等阶段，化疗为基础的新治疗手段已展现出很好应用前景。

1. 术后辅助化疗

NSCLC根治术后，若病理为ⅡA-ⅢB期，无化疗禁忌证，优先考虑采用含铂双药方案辅助化疗4周期。若病理为IB期，且合并多个高危因素（如神经脉管侵犯、低分化、脏层胸膜累及、楔形切除、淋巴结状态未知等），可在充分沟通和评估患者获益基础上，酌情辅助化疗。现有证据显示，辅助化疗后，根据患者基因突变状态及PD-L1表达情况使用相应靶向治疗或免疫治疗，可能改善无病生存时间（disease free survival，DFS）。

2. 根治性放化疗

不可手术的Ⅱ-Ⅲ期肺癌若适合根治性放化疗，仍有治愈机会。可选化疗方案包括：紫杉醇、长春瑞滨、培美曲塞（非鳞癌）等联合顺铂或卡铂，通常化疗4个周期。对PD-L1表达阳性者，辅助化疗后PD-L1单抗免疫巩固治疗一年可进一步改善患者生存。

3. 姑息性化疗

对驱动基因突变或PD-L1强阳性的晚期NSCLC患者，在靶向治疗、免疫治疗耐药后，仍以全身化疗为基础，可联合抗血管生成治疗药物和/或免疫治疗。EGFR突变NSCLC患者的一线治疗，TKI联合化疗可改善患者PFS和ORR，但对OS延长并不确切。

若无禁忌，绝大部分晚期NSCLC的一线化疗方案常选含铂双药化疗，4~6周期无进展的非鳞癌患者，可选培美曲塞维持治疗；二线化疗可选方案相对有限，多西他赛单药是目前最常用的二线化疗方案。

4. 新型化疗药物

ADC类药物是将单克隆抗体药物的高特异性和小分子细胞毒药物的高活性相结合，用以提高肿瘤药物的靶向性、减少毒副作用。目前已有针对肺癌 HER-2、HER-3、c-MET、TROP-2等分子 ADC 药物在 NSCLC 中进行临床研究，并在部分国家获批用于特定肺癌人群治疗，给肺癌化疗药物优化应用带来了前景。

二、乳腺癌

乳腺癌治疗药物的规范化使用体现在依据指南和循证医学证据制定方案，制定化疗药物治疗方案前应充分询问病史，了解患者既往史，完善体检，获得原发和/或转移灶的病理学诊断，明确乳腺癌分子分型。药物治疗前充分评估患者重要脏器功能状态，排除存在恶液质的患者，一般检查项目包括血常规、肝肾功能电解质、心电图。对将接受具心脏毒性的药物，如蒽环类化疗药物、曲妥珠单抗或帕妥珠单抗治疗等，应完善心脏超声。对晚期乳腺癌患者，应在基线完成存在病灶部位的影像学评估，如胸部 CT、腹部 MR、盆腔 MR 等，必要时可用 PET/CT 或 ECT。其他检查应据患者情况、预计生存期和制定的化疗方案等决定。对育龄期妇女，应在治疗前确认妊娠试验结果阴性并嘱其避孕，告知使用化疗会导致卵巢功能受损，甚至不孕不育。治疗前应签署控瘤治疗知情同意书，告知化疗可能存在的不良反应。对年龄大于70岁者接受化疗时应充分评估获益和风险。

在药物治疗过程中，需要根据患者体表面积和药物标准剂量计算，患者有特殊情况需调整剂量，一般不低于标准剂量85%，每个疗程化疗的剂量需根据上一疗程化疗不良反应进行调整，每次可下调20%~25%，最多可下调2次。对晚期乳腺癌，每2~3个疗程需评估疗效决定是否继续或更换原治疗方案。

（一）化学治疗：单药或联合

1.早期乳腺癌

早期乳腺癌的化学治疗的目的是降低肿瘤复发转移风险，提高总生存率。制定早期乳腺癌术后辅助化疗方案需根据患者的分子分型和复发风险，对低危患者可借助多基因检测工具，如Oncotype dx、Mammaprint等，协助指导术后辅助治疗决策。特别是对需进行易感性咨询和风险评估、并期望针对RBCA1/2致病或可疑致病突变携带者进行PARP1抑制剂治疗的患者，推荐进行含有BRCA1/2等在内的遗传易感基因检测。早期乳腺癌的术后辅助化疗方案多为化疗联合方案，或序贯方案，其中最常用的是蒽环类与紫杉类药物的序贯方案，如AC或EC（每2周方案或每3周方案）序贯紫杉醇（每周方案、每2周方案或每3周方案），AC或EC序贯多西他赛（每3周方案）；不含有蒽环类的联合化疗方案，如TC方案（多西他赛联合环磷酰胺），PC方案（紫杉醇联合卡铂方案，多西他赛联合卡铂方案）；早期乳腺癌的单药化疗主要是指强化治疗，如根据 Creat-x 研究在三阴性乳腺癌新辅助治疗未达到 pCR 的患者可考虑行卡培他滨强化治疗 8 疗程，或根据 Sysucc001 研究在术后辅助化疗结束后行一年卡培他滨治疗，根据 Olympia 研究在 HER-2 阴性乳腺癌并携带 BRCA1/2 致病或可疑致病突变患者中使用奥拉帕利一年。

2. 晚期乳腺癌

晚期乳腺癌是不可治愈的疾病，治疗目的与早期乳腺癌不同，晚期乳腺癌是缓解症状、提高生活质量和延长生存。首次出现复发转移的患者应进行穿刺活检再次明确病理诊断和分子分型。晚期乳腺癌化学治疗包括单药序贯化疗或联合化疗，联合化疗一般采取两药联合，不推荐三种药的联合。与单药序贯化疗相比，联合化疗具更长 PFS 和更高 ORR，因此对需迅速缩小肿瘤符合的患者，可选择联合化疗。但联合化疗不良反应大，总生存并未提示有获益。蒽环类化疗药物治疗失败者首先紫杉类化疗药物，如紫杉醇、多西紫杉醇、白蛋白结合型紫杉醇，既往紫杉类和蒽环类药物治疗失败者目前尚无标准化疗方案，其他可供选择的化疗药物有抗代谢类药物如卡培他滨、吉西他滨，抗微管类药物如长春瑞滨、艾立布林、优替德隆，铂类药物如顺铂、卡铂，抗体药物偶联物如戈沙托珠单抗、德喜曲妥珠单抗，若存在BRCA1/2致病或可疑致病突变，可选择奥拉帕利，若PD-L1阳性的三阴性乳腺癌可选择免疫治疗。联合化疗一般为6~8个疗程，之后可进入维持治疗阶段或停药观察随访阶段。维持治疗可选择原方案中化疗药物或更换为口服化疗药物，如卡培他滨、长春瑞滨，若为激素受体阳性，可选择内分泌和/或靶向治疗维持。

（二）内分泌药物

1. 早期乳腺癌的内分泌治疗

对 ER 和/或 PR 阳性患者术后应予内分泌治疗，一般在术后辅助化疗结束后使用。辅助内分泌治疗可选择有三苯氧胺、三苯氧胺联合卵巢功能抑制和芳香化酶抑制剂联合卵巢功能抑制，治疗时长为 5~10 年。具体选择需参考患者临床复发风险因素，也可采取 STEPP 评分评估。对高危患者建议选择芳香化酶抑制剂联合卵巢功能抑制。根据 MonarchE 研究，对 ER 和（或）PR 阳性的高危患者，可在标准内分泌治疗基础上加用阿贝西利 2 年强化治疗。在三苯氧胺治疗期间，应定期随访妇科 B 超，关注子宫内膜厚度，接受芳香化酶抑制剂和卵巢抑制治疗患者需定期随访骨密度，对存在骨质疏松者建议使用双磷酸盐或地舒单抗，对骨量减少者，建议使用含维生素 D 的钙片，并考虑开始使用双磷酸盐或地舒单抗。

2. 晚期乳腺癌的内分泌治疗

对晚期激素受体阳性的乳腺癌应首选内分泌治疗，除外已证实存在内分泌耐药或内脏危象的情况。若受体状态不明，但临床病程符合激素受体阳性的乳腺癌，也可尝试内分泌治疗。内分泌药物有非甾体类芳香化酶抑制剂如阿那曲唑、来曲唑，甾体类芳香化酶抑制剂如依西美坦，ER 调节剂如三苯氧胺，ER 下调剂如氟维司群，孕酮类药物、雄激素和雌激素类药物临床上使用较少。靶向内分泌治疗药物有 CDK4/6 制剂如阿贝西利、帕博西利、达尔西利等，mTOR 抑制剂如依维莫司，HDAC 抑制剂如西达本胺，PI3K 抑制剂如阿培利斯。绝经前患者在 OFS 基础上可参照绝经后乳腺癌治疗。HR 阳性/HER-阴性晚期标准一线内分泌治疗是 CDK 和/或靶向治疗。对激素受体阳性、HER-2 阳性患者，有研究显示内分泌联合靶向治疗不差于化疗联合靶向治疗，因此内分泌联合靶向治疗在部分患者也是可选方案。

（三）乳腺癌的相关技术

1.最大耐受剂量

化疗药物与其他靶向药物或免疫药物不同，具最大耐受剂量（maximum tolerated Dose，MTD）和剂量限制性毒性（dose-limiting toxicity，DLT），因此在化疗药物的整个研发过程中，剂量探索十分重要。DLT定义是指基于系统性控瘤治疗（多指常规细胞毒性化疗药物）在第一个周期出现的依据美国CTCAE评估的严重不良事件，通常包括如4级中性粒细胞减少持续5天以上，大于等于3级中性粒细胞减少伴发热（单次体温大于38.3℃或大于等于38℃持续1小时以上），4级血小板减少或3级血小板减少伴临床显著出血，大于等于4级贫血，任何大于等于3级非血液学毒性，除外3~4级恶心/呕吐和/或腹泻和/或电解质紊乱，经最佳支持治疗后72小时内恢复至小于等于2级者。不同化疗药物研究在定义DLT上略有差异。MTD的定义为出现下列毒性反应剂量组的低一级剂量：1例受试者出现与治疗相关的危及生命、永久致残或死亡等严重不良反应；3例受试者中2例出现DLT；先入组的3例受试者中1例出现DLT，且该剂量组增加的3例受试者中1例再出现DLT。探索MTD的目的在于化疗药物在有效的情况下不能严重影响患者生活质量，否则剂量降低或暂停给药会降低实际血药浓度。早期乳腺癌化疗应该强调剂量强度，晚期乳腺癌化疗重点应该放到安全性、生活质量和患者报告临床结局。

2. 化疗药物的其他联合方式

除化疗外，越来越多非化疗药物治疗进入临床，化疗与靶向、免疫等不同药物联合的治疗模式逐渐丰富。对HER-2阳性乳腺癌，化疗联合抗HER-2靶向药物是目前的标准治疗。对三阴性乳腺癌，若CPS大于等于10，可在一线化疗（白蛋白结合型紫杉醇、紫杉醇或GC）基础上加入帕博利珠单抗。化疗联合贝伐单抗可显著延长PFS，但并未延长OS，可在需要快速控制病情患者中谨慎使用。化疗与放疗同步进行时，还有增加放疗敏感性作用。

三、纵隔肿瘤治疗药物的规范使用

（一）胸腺肿瘤

对完全切除的I期胸腺瘤不推荐辅助治疗。对未完全切除的胸腺瘤，建议术后放疗。对转移性疾病，推荐系统性全身治疗。早期胸腺癌可能不需辅助治疗，对不可切除或转移性胸腺癌，建议化疗联合或不联合放疗。因缺乏随机对照研究数据，目前胸腺瘤及胸腺癌标准化疗方案尚不确定。

既往研究显示，含蒽环类药物及多药联合方案相较含依托泊苷方案可改善胸腺瘤患者的肿瘤缓解率。胸腺瘤初始化疗方案首选方案是"顺铂+多柔比星+环磷酰胺（CAP）"，非蒽环类方案可能对无法耐受更强烈治疗方案患者有用。其他推荐方案包括CAP+强的松、阿霉素+顺铂+长春新碱+环磷酰胺（ADOC）、顺铂+依托泊苷（PE）、依托泊苷+异环磷酰胺+顺铂、卡铂+紫杉醇。

胸腺瘤的二线系统性全身治疗包括培美曲塞、依维莫司、紫杉醇、奥曲肽（对奥曲肽扫描阳性或有类癌综合征症状的患者）±泼尼松、吉西他滨±卡培他滨、5-氟尿嘧啶、依托泊苷和异环磷酰胺。由于免疫相关不良事件及较低有效率，不建议胸腺瘤患者使用帕博利珠单抗等免疫检查点抑制剂。

胸腺癌对化疗反应不佳。卡铂+紫杉醇可作为首选的一线治疗药物。CAP 和 ADOC 方案对胸腺癌也有效，但毒性大于"卡铂+紫杉醇"。胸腺癌二线系统性全身治疗的数据很少，包括舒尼替尼（推荐用于c-kit突变患者）、培美曲塞、依维莫司、紫杉醇、吉西他滨±卡培他滨、5-FU、依托泊苷、异环磷酰胺、乐伐替尼和帕博利珠单抗。"奥曲肽±强的松"作为二线方案治疗胸腺癌患者无效。

1.一线联合化疗方案

（1）胸腺瘤首选（胸腺癌的其他推荐方案）。

CAP：顺铂50 mg/m²，d1；多柔比星50 mg/m²，d1；环磷酰胺500 mg/m²，d1；每3周为一个疗程。

（2）胸腺癌首选（胸腺瘤的其他推荐方案）。

卡铂+紫杉醇：卡铂AUC=6；紫杉醇200 mg/m²；每3周为一个疗程。

（3）胸腺瘤和胸腺癌的其他推荐方案。

CAP+泼尼松：顺铂30 mg/m²，d1—3；多柔比星，20 mg/m²/天，d1—3；环磷酰胺500 mg/m²，d1；泼尼松100 mg/天，d1—5；每3周为一个疗程。

ADOC：顺铂50 mg/m²，d1；多柔比星40 mg/m²，d1；长春新碱0.6 mg/m²，d3；环磷酰胺700 mg/m²，d4；每3周为一个疗程。

PE：顺铂60 mg/m²，d1；依托泊苷120 mg/m²/天，

d1—3；每3周为一个疗程。

依托泊苷+异环磷酰胺+顺铂：依托泊苷75 mg/m²，d1—4；异环磷酰胺1.2 g/m²，d1—4；顺铂20 mg/m²，d1—4；每3周为一个疗程。

2. 二线治疗方案

（1）胸腺瘤：依托泊苷、依维莫司、5-FU和亚叶酸钙、吉西他滨±卡培他滨、异环磷酰胺、奥曲肽（包括长效）±泼尼松、紫杉醇、培美曲塞。

（2）胸腺癌：依维莫司、5-FU和亚叶酸钙、吉西他滨±卡培他滨、乐伐替尼、紫杉醇、帕博利珠单抗、培美曲塞、舒尼替尼、依托泊苷、异环磷酰胺。

（二）间质肿瘤

纵隔间质肿瘤主要为生殖细胞瘤，可分为纵隔精原细胞瘤（SGCTM）、纵隔非精原细胞瘤（NSGCTM）。对确诊的SGCTM，首选化疗。对确诊的NSGCTM，首选化疗，并在此基础上切除残余肿瘤组织。

1. 生殖细胞瘤初始化疗方案

（1）首选方案。

BEP：依托泊苷100 mg/m²，d1—5；顺铂20 mg/m²，d1—5；博来霉素，30单位，d1、d8、d15或d2、d9、 d16；每21天重复一次。

EP（仅适用于风险较低的患者、病理Ⅱ期的患者以及一线化疗后手术时有活性生殖细胞瘤的患者）：依托泊苷 100 mg/m², d1—5；顺铂 20 mg/m²；每21天重复一次。

（2）其他推荐方案.

VIP（仅适用于中或高风险患者或一线化疗后手术时有活性生殖细胞瘤的患者）：依托泊苷 75 mg/m²，d1—5；异环磷酰胺 1200 mg/m²，d1—5，联用尿路保护剂美司钠；顺铂 20 mg/m²，d1—5；每21天重复一次。

2.转移性生殖细胞瘤二线化疗方案

（1）常规剂量化疗方案首选方案.

TIP：紫杉醇 250 mg/m²，d1；异环磷酰胺 1500 mg/m²，d2—5，联用尿路保护剂美司钠；顺铂 25 mg/m²，d2—5；每21天重复一次。

VeIP：长春碱 0.11 mg/kg，d1—2；异环磷酰胺 1500 mg/m²，d1—5，联用尿路保护剂美司钠；顺铂 20 mg/m²，d1—5；每21天重复一次。

（2）大剂量化疗方案首选方案。

卡铂+依托泊苷：卡铂 700 mg/m²；依托泊苷 750 mg/m²；

在外周血干细胞输注前5、4和3天给药，共2个周期。

紫杉醇+异环磷酰胺+卡铂+依托泊苷：紫杉醇200 mg/m²持续24小时，d1；异环磷酰胺2000 mg/m²持续4小时，d2—5，联用尿路保护剂美司钠；每14天重复，2个周期。然后续贯至卡铂AUC=7-8，d1—3，持续60分钟；依托泊苷400 mg/m²，d1—3；在外周血干细胞支持下，以14天至21天的时间间隔进行给药，持续3个周期。

3.转移性生殖细胞瘤三线化疗方案

（1）既往未接受过大剂量化疗。

首选方案为大剂量化疗方案（同前转移性生殖细胞瘤二线化疗方案中的"大剂量化疗方案"）。

（2）其他推荐方案（既往接受过大剂量化疗患者的首选方案）。

吉西他滨+紫杉醇+奥沙利铂：吉西他滨800 mg/m²，持续30分钟，d1、d8；紫杉醇80 mg/m²，持续60分钟，d1、d8；奥沙利铂130 mg/m²，持续2小时，d1；21天为一个周期，共8个周期。

吉西他滨+奥沙利铂：吉西他滨1000~1250 mg/m²，持续30分钟，d1、d8；奥沙利铂130 mg/m²，持续2小时，d1；21天为一个周期，直至疾病进展或毒性不耐受。

吉西他滨+紫杉醇：吉西他滨1000 mg/m²，持续30分钟，d1、d8、d15；紫杉醇100 mg/m²，持续60分钟，d1、d8、d15，d28天为一个周期，共6个周期。

依托泊苷（口服）：d1—21天每天口服依托泊苷50~100 mg，28天为一个周期，直至疾病进展或毒性不耐受。

（三）神经源性肿瘤

神经源性肿瘤是后纵隔最常见肿瘤，多位于胸椎两侧椎旁沟内。成人最常见是神经纤维瘤和神经鞘瘤，儿童最常见是神经母细胞瘤。恶性纵隔神经源性肿瘤几乎不可能完全切除，手术前常采用放疗联合化疗来减小肿瘤大小，或在术后针对切缘行辅助治疗。药物治疗对神经纤维瘤及神经鞘瘤效果不佳，但化疗在神经母细胞瘤中具重要地位。

1. 神经母细胞瘤的化疗方案

（1）低、中危组治疗：未行肿瘤切除的患者，术前化疗2~3疗程，可行手术切除，术后根据残留病灶情况酌情给予2~3疗程化疗。已经于病初行肿瘤完全切除患者，低危组给予2~4疗程化疗，中危组给予4~6疗程化疗。具体药物见以下（每21天重复一次）：

1）CBVP方案：卡铂200 mg/m²（年龄小于等于12月，6.6 mg/kg），d1—3；依托泊苷150 mg/ m²（年龄小于等于12月，5 mg/kg），d1—3。

2）CADO方案：长春新碱1.5 mg/ m²（年龄小于等于12月，0.5 mg/kg），d1，15；阿霉素25 mg/ m²（年龄小于等于12月，1 mg/kg），d1—2；环磷酰胺750 mg/ m²（小于等于12月，30 mg/kg），d1—2；美司钠300 mg/ m²，CTX后0、4、8小时，d1—2。

（2）高危组化疗方案：CAV和CVP方案，每21天1疗程，化疗顺序：CAV–CAV–CVP–CAV–CVP–CAV–CVP。病初未行手术切除患者，可于化疗3~4疗程后，肿瘤标记物下降，骨髓转阴，转移灶局限的情况下，行手术切除瘤灶；有条件医院可酌情应用含拓扑替康的化疗方案。总疗程8~10个。具体药物见下。

1）CAV方案：长春新碱1.5 mg/ m²（最多2 mg/天），d1；阿霉素25 mg/ m²，d1—2；环磷酰胺1.5 g/ m²，d1—2；美司钠400 mg/ m²，CTX后0、3、6、9小时，d1—2。

2）CVP方案：顺铂50 mg/ m²，d1—4；依托泊苷

200 mg/ m^2，d1—3。

3）自体外周血造血干细胞移植（有条件儿童或肿瘤专科医院可以选择）。

4）13-顺式维甲酸维持治疗：剂量 160 mg/ m^2（年龄小于等于 12 kg，5.33 mg/kg），每天 2 次口服，连续服用 14 天，停 14 天，28 天为一个周期，共 6~9 个疗程，最好与食物同时服用。

最近，抗双唾液酸神经节苷脂抗原 GD2 的达妥昔单抗 β 也被批准用于以下两类神经母细胞瘤患者：经过规范治疗（须包含诱导化疗、清髓性治疗和造血干细胞移植）后，达到非常好的部分缓解的高危患者；及经过适当治疗措施后达到非常好的部分缓解或完全缓解的复发/难治患者。

第六章

消化系肿瘤控瘤药的
规范化使用

一、胃癌

我国是胃癌（gastric cancer，GC）的高发国家，三分之一胃癌患者在初诊时已为晚期，异质性高、进展快、易转移、易复发，整体预后较差。

（一）可手术切除胃癌的围术期治疗

对接受 D2 根治术且未接受术前治疗术后病理分期Ⅱ及Ⅲ期进展期患者，推荐行术后辅助治疗，常用方案有：多西他赛联合 S-1 序贯 S-1 方案、奥沙利铂联合氟尿嘧啶类药物。I 期合并高危因素（小于 40 岁、组织学高级别或低分化、神经束侵犯、血管淋巴管浸润）可行研究性辅助治疗。对局部复发风险高的根治术患者（安全切缘小于 2 cm、脉管癌栓、神经束周围侵犯、N3、转移淋巴比例大于 25%）或手术未达 R0 切除者（非远处转移因素），可行术后放化疗。对 cT2/3N+M0 或 cT4NxM0 局部进展期胃癌患者，建议术前行新辅助治疗，基于我国 RESOLVE 研究，推荐 SOX*3→手术→SOX*5-S-1*3 的治疗模式；此外，新辅助治疗方案还有：FLOT、DOS、XELOX、FOLFOX、SP 方案。HER-2 阳性胃癌围术期治疗目前也尚在研究中（化疗联合单抗或双抗模式），暂无标准治疗策略。研究表明 MSI-H 患者围术期化疗不能改善生存，可推荐参与围术期免疫治疗临床研究。

（二）不可手术切除局部进展期胃癌的转化治疗

对肿瘤尚局限、一般情况良好患者，经放疗科评估后，可行同步放化疗（化疗方案可为以铂类、氟尿嘧啶类、紫杉醇为基础的单药或双药联合放疗）。对局部肿瘤或淋巴结侵犯范围过于广泛患者，可行化疗序贯同步放化疗。

（三）晚期转移性胃癌的姑息治疗

1. 一线治疗

出于耐受性及临床治疗应用现状，我国晚期胃癌一线治疗更多推荐氟尿嘧啶类联合铂类药物为基础的方案，铂类优先推荐奥沙利铂，对年老或体弱患者可优先推荐减量的两药方案（原剂量的60%）。对体力状况好且肿瘤负荷较大患者，亦可推荐紫杉醇联合铂类及氟尿嘧啶的三药方案 mDCF/POF。随着免疫治疗深入研究，对 HER-2 阴性患者，基于 CheckMate-649、ATTRAC-TION-4等研究结果，推荐 PD-1 抑制剂联合两药化疗方案；基于KEYNOTE-811，推荐 PD-1 抑制剂联合曲妥珠单抗联合两药化疗方案。而对存在化疗禁忌症或拒绝化疗的 PD-L1 CPS 大于等于 1 患者，可考虑帕博丽珠单抗单药。

2. 二线治疗

对一线铂类和/或氟尿嘧啶类药物失败患者，目前二线推荐以紫杉醇类或伊立替康为基础的方案，一般二线化疗采取单药，而对体力状况较好患者，权衡风险及获益后，可考虑两药联合。RAINBOW 研究显示，雷莫芦单抗联合紫杉醇可延长 OS，且具较好安全性，故推荐用于二线治疗。针对 HER-2 阳性胃癌，对一线未用过曲妥珠单抗患者，二线推荐紫杉醇联合曲妥珠单抗，对一线曲妥珠单抗失败患者，曲妥珠单抗跨线治疗尚缺乏高级别依据，暂不推荐，针对 HER-2 ADC 药物（DS8201、RC48）被证明可使这类人群获益，推荐作为二线治疗或参加相关临床研究。dMMR/MSI-H 患者为接受免疫治疗公认的获益人群，一线常规治疗失败后，二线可考虑免疫治疗。

3. 三线治疗

研究表明，阿帕替尼、Tas102、免疫治疗用于三线治疗均可获益。另外，基于 C008 研究出色结果，推荐 RC48 作为 HER-2 IHC（2+、3+）患者三线治疗。

二、食管癌

食管癌（esophageal cancer，EC）在中国属高发癌种，鳞癌和腺癌主要组织学亚型，大多数患者在确诊时已属局部晚期或远处转移，因此全身药物治疗占重要地位。

（一）术前新辅助化疗

对局部晚期食管癌，建议术前行新辅助治疗，术前同步放化疗证据充分，可作为常规推荐。对边缘可切除食管癌或交界部癌，建议行新辅助治疗后再行肿瘤评估，可行新辅助化疗或新辅助同步放化疗。对食管鳞癌，一项Ⅲ期临床试验（NEOCRTEC5010研究）证实，新辅助放化疗联合手术对比单独手术，提高了PFS和OS，而两组围术期死亡率及并发无明显差异。对食管腺癌，CROSS研究证实术前放化疗可有效提高R0切除率，延长PFS及OS。常用新辅助化疗用药方案以铂类或氟尿嘧啶类药物联合化疗方案。

（二）术后辅助化疗

食管和食管胃交界部腺癌推荐术后辅助化疗。根据CheckMate577研究，可推荐局部进展期食管或食管胃交界部癌经新辅助同步放化疗联合R0切除后有肿瘤残留患者，辅助纳武利尤单抗治疗1年。对术前未行新辅助治疗者，根据JCOG9204研究对淋巴结阳性患者进行顺铂加氟尿嘧啶联合化疗。常用术后治疗方案有：纳武利尤单抗、卡培他滨+奥沙利铂（仅对食管胃交界部腺癌）、紫杉醇+顺铂（仅对食管鳞癌）。

（三）晚期不可切除或转移性食管癌的系统化疗

1. 一线化疗

单药方面，5-FU、铂类、紫杉醇、长春碱类药物有效率15%-40%。顺铂联合5-FU为标准治疗方案，但仍缺乏大型Ⅲ期随机对照研究。目前尚无临床研究证实三药联合方案的有效性。整合目前国际国内指南，推荐使用两药联合化疗方案，对PS评分良好、可配合定期行不良反应评估的患者，可行三药联合化疗方案。对HER-2过表达转移性腺癌，可用曲妥珠单抗联合化疗治疗。免疫检查点抑制剂联合化疗已经成为晚期食管癌一线治疗标准。对晚期食管癌和食管胃交界部癌（包括鳞癌），可在顺铂+5-FU化疗方案上联合帕博利珠单抗；对晚期食管胃交界部腺癌，可在奥沙利铂+5-FU基础上联合纳武利尤单抗；对晚期食管鳞癌，可在紫杉醇+顺铂化疗基础上联合卡瑞利珠单抗。常用一线治疗药物有氟尿嘧啶类（5-FU、卡培他滨）、顺铂、卡铂、奈达铂、奥沙利铂、紫杉醇、白蛋白结合型紫杉醇、紫杉醇脂质体、多西他赛、伊利替康、曲妥珠单抗、帕博利珠单抗、卡瑞利珠单抗、纳武利尤单抗、阿帕替尼。

2. 二线及以上治疗

晚期食管胃交界部腺癌患者二线治疗包括紫杉醇单药、伊立替康单药等。晚期食管鳞癌二线无标准化疗方案，可参考腺癌。免疫检查点抑制剂也已成为二线治疗的重要选择，一线化疗失败的晚期食管鳞癌，可选择卡瑞利珠单抗作为二线治疗；一线化疗失败的 PD-L1 CPS 大于10食管鳞癌患者，可选择帕博利珠单抗单药治疗；三线及以后的治疗可选择纳武利尤单抗。常用药物包括：5-FU、替吉奥、紫杉类、伊利替康、帕博利珠单抗、卡瑞利珠单抗、纳武利尤单抗、安罗替尼、阿帕替尼。

三、结直肠癌

（一）结肠癌的辅助治疗

Ⅱ期患者根治术后根据 T3 或 T4，dMMR 或 pMMR，以及有无临床高危因素进一步细分为低危、普危和高危Ⅱ期。临床高危因素是指：T4、组织学分化差（高级别，不包括MSI-H者）、脉管浸润、神经浸润、术前肠梗阻或肿瘤部位穿孔、切缘阳性或情况不明、切缘安全距离不足、送检淋巴结不足12枚。低危Ⅱ期指dMMR、T3N0M0、无论是否有临床高危因素者，术后建议随访；普危Ⅱ期指pMMR、T3N0M0、无临床高危因素者，术后建议卡培他滨单药辅助治疗；高危Ⅱ期指pMMR、T3N0M0、有临床高危因素者，以及所有T4N0M0者，术后建议CAPEOX或FOLFOX联合辅助化疗。辅助化疗一般在术后3~4周开始，不应迟于术后8周，通常总疗程6个月。但是对于所有高危Ⅱ期者及低危Ⅲ期（T1-3N1）者，可考虑3个月CAPEOX辅助化疗。不推荐在辅助化疗中使用伊立替康、替吉奥、TAS-102、靶向药或免疫检查点抑制剂。

（二）不可切除结肠癌的药物治疗

部分T4b，M0的患者即使采用联合脏器切除也无法达到根治的目的，可参考转化治疗的患者进行内科药物治疗，通常根据RAS、BRAF基因状态选择合适的靶向药物与化疗联合。

（三）结直肠癌肝转移的围手术期

治疗前应评估结直肠癌肝转移患者的肝转移灶是否

可达到NED状态。

在原发灶无梗阻、出血、穿孔等情况下，对于肝转移灶评估可切除患者，若其CRS为3~5分，则建议行新辅助治疗。新辅助治疗疗程一般为2~3个月，通常选择两药联合化疗（如FOLFOX、FOLFIRI、CAPEOX），常规情况不联合靶向药物。对于肝转移灶评估不可切除者，但是有望通过强烈的内科治疗在缩小后争取局部手术或其他治疗机会者，建议接受两药或三药化疗联合靶向药物（根据RAS、BRAF基因状态选择），每2个月评估并MDT，一旦获得手术机会即为转化成功。肝转移灶性R0切除达到NED的患者，应在术后接受"辅助"化疗，首选术前证实有效的方案，手术前后化疗总时长不超过6个月。如肝转移灶始终无法达到NED的患者，应参照晚期姑息治疗原则进行后续治疗。

（四）结肠癌的晚期治疗

1.一线治疗及维持治疗

根据患者年龄、体力状况与脏器功能选择5-FU/LV单药，或联合奥沙利铂或伊立替康，甚或三药联用以提高疗效。根据RAS、BRAF基因状态，选择联用靶向药物。抗EGFR抗体（西妥昔单抗）适用于RAS、BRAF

野生型的左侧结肠癌和直肠癌的晚期一线治疗。贝伐珠单抗联合化疗适用于RAS、BRAF野生型的右半结肠癌的晚期一线治疗和所有RAS或BRAF突变型患者。MSI-H/dMMR患者优先推荐PD-1单抗治疗。

一线诱导化疗6~8个周期后未进展，可进入维持治疗阶段。基于奥沙利铂的剂量累积性神经毒性，建议一线使用以奥沙利铂为基础方案的患者在维持治疗阶段中改用氟尿嘧啶类治疗，并联用诱导治疗中的靶向药物。维持治疗期间出现进展者可考虑导入原诱导化疗方案。

2.结肠癌的二线治疗

含奥沙利铂和含伊立替康的方案可互作为一、二线用药，氟尿嘧啶类不耐受患者可替换为雷替曲塞。RAS、BRAF均为野生型，一线未接受靶向治疗的患者，推荐化疗联合抗EGFR抗体治疗。若一线使用抗EGFR抗体进展，则不推荐该靶向药跨线使用。若一线治疗使用贝伐珠单抗进展，二线可继续跨线使用。BRAF V600E突变的患者，二线及以上治疗可选择"西妥昔单抗+维莫非尼+伊立替康"，或"达拉非尼+西妥昔单抗±曲美替尼"。

3.结肠癌的三线及后线治疗

一线诱导化疗期间无进展的患者可考虑在二线治疗

失败后重新导入初始诱导化疗方案。此外，瑞戈非尼、呋喹替尼、TAS-102可作为现有标准治疗失败后的三线用药。曲妥珠单抗联合帕妥珠单抗或拉帕替尼可作为HER-2扩增患者的三线治疗。NTRK融合基因者可考虑NTRK抑制剂。

（五）直肠癌治疗药物的规范化使用

推荐cT3~4或N+中低位直肠癌患者接受术前新辅助放化疗，化疗常规采用卡培他滨或5-FU/LV。不推荐同时应用靶向药物。不适合放疗者，应在MDT讨论后决定直接行手术或新辅助化疗后评估手术机会。对于保肛困难，但保肛意愿强烈者，可在术前给予高强度治疗或考虑增加间隔期联合化疗。

高位直肠癌，以及中低位直肠癌的辅助治疗和晚期治疗均参考结肠癌。

四、肝癌

（参考CACA指南《靶向治疗》）

五、胰腺癌

（一）胰腺癌药物治疗

药物治疗可延长胰腺癌患者生存，提高生活质量，提高部分患者手术切除率。胰腺癌化疗前均应获得病理学证据，对多次活检阴性而有典型影像学表现，经MDT后HIM讨论临床诊断明确者也可化疗。化疗策略主要包括：术后辅助化疗；新辅助化疗；局部晚期或合并远处转移患者的姑息性化疗等。

（二）可切除胰腺癌的药物治疗原则

（1）根治术后患者若无禁忌证，均推荐辅助化疗。

（2）辅助化疗方案以吉西他滨或氟尿嘧啶类药物（5-FU、卡培他滨或替吉奥）为基础的治疗。体能状态良好患者，建议联合化疗（吉西他滨+卡培他滨、mFOLFIRINOX等）；体能状态较差者，建议给予单药化疗（吉西他滨或氟尿嘧啶类等），并予以最佳支持治疗。

（3）辅助化疗持续时间为6个月。尽可能在术后8周内开始；体能状态差者，可延至12周。

（4）可切除胰腺癌新辅助治疗尚缺乏高级别临床研究证据。对体能状态好、合并危险因素的可切除胰腺癌（如血清CA19-9水平高、较大胰腺原发肿瘤、广泛淋巴结转移、严重消瘦和极度疼痛等），可考虑开展术前新辅助化疗。新辅助治疗尚无标准化方案，推荐联合化疗（mFOLFIRINOX或吉西他滨联合白蛋白紫杉醇（AG）

等，2~4个周期后评估疗效，化疗后4~8周行根治手术，术后无复发或转移证据者，建议继续辅助化疗，方案参考前期新辅助化疗效果或临床研究结论制定化疗方案。对于经新辅助化疗后进展无法根治性切除，或体能状态较差不能耐受手术治疗者，则行晚期姑息化疗和最佳支持治疗。

（三）临界可切除胰腺癌的药物治疗

（1）新辅助治疗有助提高临界可切除胰腺癌的R0切除率，改善患者生存，建议对所有体能良好的临界可切除胰腺癌行新辅助化疗。

（2）临界可切除胰腺癌患者的新辅助化疗方案，尚无标准化方案，建议开展相关临床研究。目前推荐联合化疗（mFOLFIRINOX或AG等）。

（3）新辅助化疗的疗程、与手术的间隔时间、术后诊治策略见前述。

（四）不可切除局部晚期或转移性胰腺癌的药物治疗

（1）常用化疗药物包括：吉西他滨、白蛋白结合型紫杉醇、5-FU/LV、顺铂、奥沙利铂、伊立替康、替吉奥、卡培他滨。靶向药物主要包括尼妥珠单抗、厄洛替尼和BRAC、KRAS G12C、NTRK等抑制剂。免疫治疗

PD-1抗体。

（2）一线化疗方案：AG、mFOLFIRINOX/SOXIRIL联合方案，吉西他滨或5-FU/替吉奥单药方案；ECOG PS评分0-1推荐三药联合；携带胚系BRCA1/2或PALB2基因突变，首选含顺铂（GP）或奥沙利铂的方案；RAS野生型，吉西他滨联合尼妥珠单；EGFR基因突变，考虑厄洛替尼联合吉西他。

（3）维持治疗：携带胚系BRAC1/2基因突变，经含铂方案一线化疗无进展，采用PARP抑制剂（奥拉帕尼）维持治疗；对体系BRAC1/2基因突变或其他同源重组修复通路异常，可参考胚系突变同等处理；其他联合化疗有效的可应用方案中的某个药物或原联合方案维持治疗。

（4）二线治疗：一线非重叠药物的治疗或进行临床研究，也可选择纳米脂质体伊立替康+5-FU/LV；对于有特殊基因变异的晚期胰腺癌（如NTRK基因融合、ALK基因重排、HER-2扩增、KRAS基因野生型、微卫星高度不稳定）等，选择对应的靶向治疗或免疫检查点抑制剂治疗。

（5）对体能状态或器官功能较差无法耐受控肿瘤药

物者，建议最佳支持治疗。

（6）对一、二线化疗失败者是否继续开展化疗存争议，建议临床研究。

六. 小肠肿瘤

参考本章第三部分：结直肠癌。

第七章

妇科肿瘤控瘤药的规范化使用

一、宫颈癌

（一）辅助治疗

手术和放疗是宫颈癌根治性治疗手段。早期宫颈癌（FIGO ⅠA—ⅠB2 和ⅡA1 期）接受根治性手术者，若术后病理证实有淋巴结阳性、切缘阳性及宫旁浸润等高危因素，应行同步放化疗。初始诊断为局部晚期患者（ⅠB3、ⅡA2 期及ⅡB—ⅣA 期），首选同步放化疗。同步放化疗首选顺铂为放疗增敏药物。

（二）晚期（ⅣB 期）或复发后治疗

初诊ⅣB 期或疾病复发无法通过手术或放疗等局部手段治疗患者，以全身系统治疗为主。一线方案首选"紫杉醇+顺铂/卡铂+/-贝伐珠单抗"。JCOG0505 研究显示，未使用过顺铂患者，紫杉醇+顺铂疗效明显优于紫杉醇+卡铂。GOG240 研究表明，在含铂化疗方案基础上加入贝伐珠单抗，患者中位生存时间（OS）从 13.3 个月延长至 16.8 个月。KEYNOTE-826 研究显示，PD-L1 阳性（CPS 大于等于 1）患者一线使用"紫杉醇+顺铂/卡铂+/-贝伐珠单抗"联合帕博利珠单抗，可明显改善 OS（24 个月 OS 率 53%）。二线治疗疗效有限，可选择抗 PD-1 单抗或单药化疗。PD-L1 阳性患者二线治疗首选抗 PD-1 单抗，此类药物单药客观有效率在 15% 左右，中位 OS 约 10~12 个月。EMPOWERCervical-1 研究中，西米普利单抗对比化疗在 PD-L1 阳性和阴性人群均延长了患者 OS。2022 年 6 月，PD-1/CTLA 4 抑制剂卡度尼利单抗获我国 NMPA 批准用于复发/转移性宫颈癌二线治疗，该药单药有效率为 33%，中位 OS 为 17.5 个月。

二、子宫内膜癌

（一）辅助化疗

子宫内膜癌治疗以手术为主，大部分患者需接受辅助放疗。FIGO Ⅰ~Ⅱ期患者，部分伴有高危因素者（包括深肌层浸润、脉管癌栓、G3），或 FIGO Ⅲ~ⅣA 期，或特殊病理亚型者（如浆液性癌、透明细胞癌、未分化/去分化癌、癌肉瘤）需联合辅助化疗，首选"卡铂+紫杉醇"。

（二）复发/转移患者的系统治疗

复发且无法手术/放疗患者，或广泛转移者，一线化疗方案首选卡铂+紫杉醇。GOG209 研究显示，"卡铂+紫杉醇"对比"顺铂+多柔比星+紫杉醇"，两者 PFS（中位 13 vs 14 个月）及 OS（中位 37 vs 41 个月）相当，但"卡铂+紫杉醇"毒性较小，耐受性更好。一线可选择其他化疗方案包括顺铂+多柔比星+/-紫杉醇、卡铂+多西他赛、卡铂+紫杉醇+贝伐珠单抗、紫杉醇+异环磷酰胺等。HER-2阳性的浆液性腺癌，建议在"紫杉醇+卡铂"基础上联合曲妥珠单抗。

二线治疗方面，对MSI-H/dMMR或TMB-H患者，首选免疫检查点抑制剂单药治疗，例如帕博利珠单抗、多塔利单抗、纳武利尤单抗等。非MSI-H非dMMR患者，首选帕博利珠单抗+仑伐替尼。KEYNOTE-775研究表明，与化疗相比，帕博利珠单抗+仑伐替尼的中位PFS为7.2个月（HR：0.56）；中位OS为18.3个月（HR：0.62）。不管dMMR还是pMMR亚组人群，帕博利珠单抗联合仑伐替尼治疗均可使患者受益。

三、卵巢癌

（一）辅助化疗及晚期一线化疗

手术是卵巢癌初始治疗最重要手段。大部分FIGO Ⅰ期及所有Ⅱ~Ⅳ期患者，术后均应接受含铂化疗。

FIGO Ⅰ期，病理亚型为高级别浆液性腺癌、G2/3子宫内膜样腺癌、透明细胞癌和癌肉瘤（其余少见病理亚型因篇幅所限本文暂不讨论）需进行术后辅助化疗，首选紫杉醇+卡铂静脉化疗，3周方案，3~6个疗程。

FIGO Ⅱ~Ⅳ期一线化疗首选"紫杉醇+卡铂"静脉化疗，3周方案，6个疗程。GOG-218及ICON-7均显示，紫杉醇+卡铂联合贝伐珠单抗并后续使用贝伐珠单抗维持治疗，能改善晚期患者的PFS。在GOG-218研究中，贝伐珠单抗15 mg/kg维持至22周期，中位PFS延长至14.1个月（对比化疗中位PFS 10.3个月）。

（二）维持治疗

初治晚期卵巢癌患者完成手术及一线含铂化疗后达到CR或PR，建议进行维持治疗。一线维持治疗方案主要根据BRCA1/2和同源重组缺陷（HRD）状态及化疗期间是否使用贝伐珠单抗进行分层选择。

如存在BRCA1/2胚系/体系突变，建议首选聚ADP核糖聚合酶（PARP）抑制剂，包括奥拉帕利或者尼拉帕利进行维持治疗，如在化疗过程中联合使用贝伐珠单抗，首选奥拉帕利+贝伐珠单抗维持治疗。维持治疗时间为2年（奥拉帕拉）或3年（尼拉帕利）或至疾病进展。

BRCA1/2野生型、HRD阳性，化疗中未用过贝伐珠单抗，可选用尼拉帕利维持治疗；如化疗中联合使用贝伐珠单抗，建议选择"奥拉帕利+贝伐珠单抗"。

HRD阴性患者，如在化疗中联合使用贝伐珠单抗，建议选择贝伐珠单抗继续完成维持治疗。否则，可选用尼拉帕利维持治疗。

需要指出，目前PARP抑制剂维持治疗的证据主要来源高级别浆液性腺癌和高级别子宫内膜样腺癌。另外，国内尚无HRD检测产品正式获批临床使用，相关临床研究正在进行。

（三）复发后的化疗

根据复发时间，将复发性患者分为铂敏感复发（复发时间距离末次含铂治疗大于等于6个月）和铂耐药复发（复发时间距离末次含铂治疗小于6个月）。对铂敏感复发，建议再次选择含铂联合化疗方案，"紫杉醇/脂质体阿霉素/吉西他滨+卡铂"为常用方案。OCEANS研究证实，"吉西他滨+卡铂"基础上加贝伐珠单抗，比单纯含铂化疗能显著延长铂敏感复发患者的PFS（中位PFS：12.4 vs 8.4个月）。对铂耐药卵巢癌，一般选择不含铂类的单药化疗，紫杉醇周疗/脂质体阿霉素/吉西他滨/拓扑替康单药化疗为常用方案。AURELIA研究证实，贝伐珠单抗联合紫杉醇周疗/脂质体阿霉素/拓扑替康化疗对比单药化疗，能明显改善铂耐药患者的PFS（中位PFS：6.7 vs 3.4个月）。

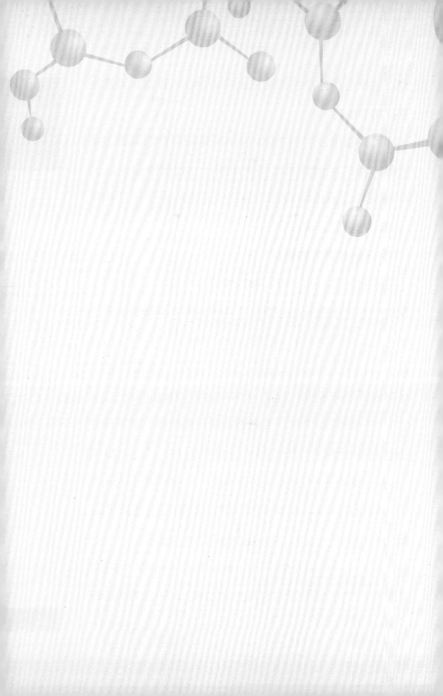

第八章

泌尿生殖系肿瘤控瘤药的规范化使用

一、肾肿瘤

（一）辅助及新辅助治疗

肾细胞癌（renal cell carcinomas，RCC）起源于肾皮质内，占肾脏原发肿瘤的80%~85%。肾盂尿路上皮癌大约占肾肿瘤8%，其他肾实质上皮性肿瘤（嗜酸细胞腺瘤、集合管肿瘤和肾肉瘤）则罕见。肾盂、输尿管尿路上皮癌的化疗参考膀胱尿路上皮癌部分，本篇主要讨论RCC。RCC新辅助治疗证据主要来源于一些回顾性研究及前瞻性研究，使用靶向治疗或免疫治疗可降低肿瘤分期，暂时还缺乏随机对照研究证实新辅助治疗对预后的改善作用。

对符合疾病复发中高危或高危病理学标准，特别预计5年复发风险较高RCC，基于KEYNOTE-564临床研究结果，建议予1年帕博利珠单抗辅助治疗。

（二）晚期治疗

晚期RCC治疗推荐基于预后风险评估，有多种预后预测模型，常用包括MSKCC和IMDC标准。

肾透明细胞癌为主的晚期一线治疗包括多靶点TKI单独或联合免疫治疗，大多数疾病负担较大者应立即开始全身性治疗，存在低危疾病且疾病负担较轻无症状患者可接受主动监测，以确定疾病进展速度。

对疾病负荷低的低危患者，可选用舒尼替尼或培唑帕尼抗血管生成药单药治疗，或帕博利珠单抗或纳武利尤单抗单药免疫治疗。肿瘤负荷较重、有症状和/或疾病进展较快的低危患者，一般首选含免疫疗法联合方案，包括帕博利珠单抗+阿昔替尼、纳武利尤单抗+卡博替尼，或仑伐替尼+帕博利珠单抗。对未接受过治疗的中危或高危患者，推荐基于检查点抑制剂免疫治疗的方案，包括仑伐替尼+帕博利珠单抗、纳武利尤单抗+卡博替尼治疗。

二、膀胱癌和输尿管癌

（一）辅助及新辅助治疗

尿路上皮（移行细胞）癌是膀胱癌主要组织学类型，占所有膀胱癌90%，对起源于肾盂或输尿管尿路上皮癌，全身治疗方法基于目前膀胱尿路上皮癌患者的临床试验结果。在系统治疗前，肾盂癌、输尿管癌及膀胱尿路上皮癌的患者需先评估顺铂耐受性。

早期患者以局部治疗为主，对非肌层浸润性膀胱癌者，可采用局部治疗联合膀胱内治疗，根据肿瘤分级、是否浸润固有层、肿瘤大小和肿瘤是否为复发性和多灶性，可将进展风险分为低危、中危或高危，高危标准为满足以下所有：原位癌、高级别或T1期病变，此外，满足以下所有特征的低级别Ta期肿瘤也为高危病变：多灶性、复发性、大病灶（大于3 cm）。低危则为原发瘤为孤立低级别Ta期病变，直径小于3 cm，无原位癌。所有不符合低危和高危标准肿瘤为中危组。高危（Ta、Tis和T1）患者首选膀胱内治疗为卡介苗（BCG）免疫治疗，中危患者建议在TURBT局部治疗后给予膀胱内治疗，包括BCG或膀胱内化疗。低危患者建议在TURBT后给予单次膀胱内化疗。膀胱内化疗常用药物包括丝裂霉素、吉西他滨和表柔比星。

对cT2以上早期肌层浸润膀胱癌可考虑新辅助治疗提高疗效、改善生存，主要方案是以顺铂为基础的联合化疗方案，包括吉西他滨联合顺铂（GC）、甲氨蝶呤、长春碱、多柔比星联合顺铂（MVAC）以及剂量密集的MVAC（ddMVAC）、顺铂联合甲氨蝶呤、长春碱（CMV）方案。GETUG/AFU V05 VESPER研究对比了6个周期的剂量密集型MVAC方案或4个周期的GC方案在早期肌层浸润膀胱癌的疗效，在新辅助治疗组，剂量密集型MVAC方案相比GC方案改善了3年PFS率（66% vs

56%），病理学完全缓解率（pCR）无统计学差异。

新辅助免疫治疗、免疫联合化疗是目前热点，取得了一定初步疗效，但是仍需长期随访证据支持。

辅助治疗一般推荐用于术后病理分期为pT3、pT4或者淋巴结阳性、未接受新辅助化疗者，需充分考虑术后恢复情况，在术后6-8周开始，推荐用3~4个周期GC方案、MVAC或ddMVAC方案。辅助免疫治疗目前仍在探索阶段。

（二）晚期治疗

晚期一线治疗根据患者体能状态、肾功能分为三种情况：耐受顺铂为基础的化疗、不耐受顺铂但可以耐受卡铂的化疗、不耐受任何铂类化疗。

能耐受顺铂者一线治疗为含顺铂联合化疗，包括GC方案和MVAC方案，这两个方案的ORR相近（49% vs 46%），中位PFS均为7个月，OS相近（14 vs 15个月），GC方案3、4级不良反应更少。能耐受卡铂者一线标准治疗推荐吉西他滨联合卡铂方案，ORR为41%，中位PFS和OS分别为6个月、9个月。对不耐受任何铂类患者，预后常较差，治疗手段有限，数据较少。

免疫治疗在一线铂类不耐的治疗模式有多种探索。

基于两项单臂临床研究结果，帕博利珠单抗和阿替利珠单抗获批一线治疗顺铂不耐受PD-L1阳性尿路上皮癌。对PD-L1阳性定义，使用帕博利珠单抗为CPS大于等于10（22C3），使用阿替利珠单抗为IC大于等于5%（SP142）。基于JAVELIN Bladder 100临床研究，一线铂类化疗后avelumab单抗维持治疗是目前标准治疗。

晚期二线化疗方案多来源于Ⅱ期单臂临床研究，单药化疗选择包括长春氟宁、培美曲塞、紫杉醇、白蛋白结合型紫杉醇、多西他赛、吉西他滨、异环磷酰胺和奥沙利铂。在较大型研究中，这些药物单药治疗有效率一般为10%~25%。基于KEYNOTE-045临床研究结果，对接受含铂化疗期间或之后出现病情进展患者，相比于后线化疗，帕博利珠单抗可延长OS，且毒性更少、生存质量更佳。

多种抗体偶联药物在尿路上皮癌晚期治疗中有一定疗效。恩诺单抗（enfortumab vedotin，EV）是靶向细胞黏附分子nectin-4抗体，偶联化疗药物为微管抑制剂—甲基澳瑞他汀E（MMAE）。对曾接受含铂化疗和PD-1或PD-L1抑制剂免疫治疗患者，基于EV-301临床研究结果，相比于研究者选择的化疗组，恩诺单抗可延长

OS。戈沙妥珠单抗（sacituzumab govitecan，SG）是由靶向 Trop-2 抗体与 SN-38 结合而成的抗体偶联药物，基于 TROPHY-U-01 结果，美国 FDA 已批准 SG 用于晚期尿路上皮癌后线治疗。抗 HER-2 的抗体偶联药物维迪西妥单抗也被批准治疗 HER-2 过表达（免疫组化 2+、3+）晚期尿路上皮癌中。

对存在 FGFR 3 或 2 突变患者，可用 FGFR 抑制剂厄达替尼治疗，厄达替尼是首个获批用于膀胱癌的靶向治疗药物。对接受含铂类化疗和免疫治疗发生进展后，三线治疗可予厄达替尼。

三、前列腺癌

局限期前列腺癌根据临床、病理特征分为极低危、低危、中危、高危和极高危的复发风险分层，根据不同风险分层、患者生存预期选择初始治疗。对前列腺癌根治术后复发的治疗，则基于生化复发、局部复发、全身转移情况选择治疗。本篇主要讨论转移性激素敏感性前列腺癌（metastatic hormone sensitive prostate cancer，mHSPC）以及转移性去势抵抗性前列腺癌（metastatic castration-resistant prostate cancer，mCRPC）的化疗。

根据 CHAARTED 研究将 mHSPC 分为高瘤负荷和低

瘤负荷，高瘤负荷转移性疾病定义为内脏转移和/或大于等于4处骨转移（包括至少1处椎体和骨盆外的转移），不含以上因素则为低瘤负荷。对低瘤负荷的mHSPC，推荐雄激素剥夺治疗（androgen deprivation therapy，ADT）为基础的联合治疗，选择包括ADT+阿比特龙+泼尼松、ADT+恩杂鲁胺、ADT+阿帕他胺、ADT+比卡鲁胺等；对高瘤负荷的mHSPC，推荐ADT+阿比特龙+泼尼松、ADT+恩杂鲁胺、ADT+阿帕他胺、ADT+多西他赛+泼尼松。

然而，仍有不少患者最终会在接受ADT过程中发生进展。若晚期前列腺癌在接受ADT时有疾病进展证据，如血清前列腺特异性抗原（prostate–specific antigen，PSA）水平升高、新发转移或现有转移进展，且血清睾酮达去势水平（小于50 ng/dL），则认为是CRPC。另外，还需关注nmCRPC，应根据PSA倍增时间选择阿帕他胺、达罗他胺等治疗。

转移性CRPC的临床试验显示，紫杉烷类是唯一能显著延长OS的细胞毒化疗药物。基于Ⅲ期试验TAX 327，相比于"米托蒽醌+泼尼松"，多西他赛联合泼尼松治疗显著延长了OS，已成为CRPC患者需行化疗时的标准初始治疗。多西他赛治疗进展后，建议使用卡巴他赛治疗。

对紫杉烷和雄激素信号通路抑制剂无效患者，若伴有MSI-H或dMMR，可考虑使用帕博利珠单抗，目前已获得FDA批准。对携带HRR相关基因（包括BRCA1、BRCA2、CHEK2、ATM、PALB2、FANCA、RAD51B等）种系突变或体细胞突变患者，可考虑使用PARP抑制剂，目前获批的包括奥拉帕利、鲁卡帕尼。核素治疗包括177Lu-PSMA、镭-223对肿瘤症状控制也有一定疗效。自体激活细胞疗法Sipuleucel-T在mCRPC中也有生存获益，是第一个被美国FDA批准上市的治疗性肿瘤疫苗，但目前暂未在我国上市。

四、阴茎癌

阴茎癌主要病理类型为阴茎鳞状细胞癌，以局部治疗为主。全身治疗主要针对局部晚期疾病（不可切除的原发肿瘤和/或显著淋巴结肿大）以及晚期转移性疾病。局部晚期或不可切除病灶的新辅助化疗标准方案是TIP方案（紫杉醇+异环磷酰胺+顺铂），3~4周一次，共治疗4个周期，近期在ESMO大会上报告了一项Ⅱ期临床研究，使用TIP方案联合特瑞普利单抗、尼妥珠单抗治疗阴茎癌，取得61.1%的病理完全缓解率。关于辅助治疗对阴茎癌的作用，目前证据较少。对晚期患者，其中部分患者可能还适合接受含铂类姑息化疗，总体缓解率可达30%~38%，有效方案包括TC（紫杉醇联合卡铂）、TIP、PF（紫杉醇联合氟尿嘧啶）等，抗表皮生长因子受体（EGFR）单抗包括西妥昔单抗、帕尼单抗单独使用或联合化疗也有一定疗效，免疫治疗对晚期阴茎癌作用尚不明确。

第九章

内分泌系统肿瘤控瘤药的规范化使用

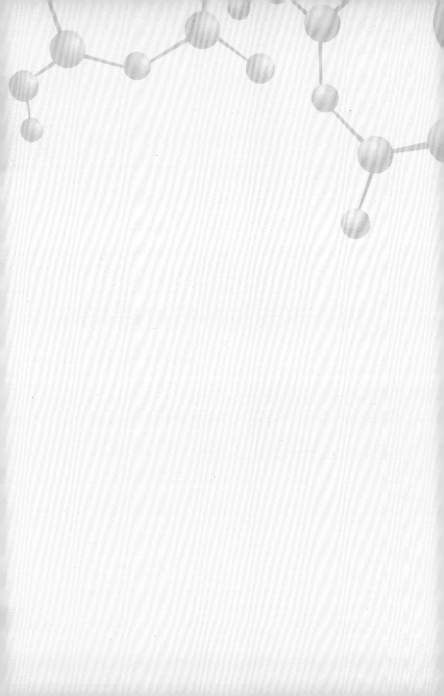

一、甲状腺癌

甲状腺癌据肿瘤起源和组织学类型不同，可分为甲状腺乳头状癌（PTC）、甲状腺滤泡状癌（FTC）、甲状腺髓样癌（MTC）、甲状腺低分化癌（PDTC）及甲状腺未分化癌（ATC）。分化型甲状腺癌又包括PTC和FTC，最常见为PTC，约占甲状腺癌90%。分化型甲状腺癌普遍认为对化疗相对不敏感。化疗仅作为姑息治疗、无法参加临床研究及其他手段无效后的尝试治疗。

DTC、MTC通常无症状、稳定或缓慢进展，推荐定期随访，不建议常规化疗。若无包括临床研究在内的其他治疗选择，转移性ATC可考虑化疗。多柔比星（doxorubicin，阿霉素）是FDA批准用于ATC和转移性DTC唯一细胞毒性化学药物，剂量为20 mg/m² 单周方案或60~75 mg/m² 每3周方案。单药紫杉醇也被证实可使部分ATC获益，推荐剂量为60~90 mg/m² 单周方案。其余可选择的化疗药物：紫杉烷和/或蒽环类，紫杉烷联合或不联合铂类（顺铂、卡铂、奈达铂）。对持续性或复发性MTC，激酶抑制剂治疗失败后、无包括临床研究在内的其他治疗选择，可尝试化疗。已有研究显示以达卡巴嗪为基础的联合化疗方案，ORR达15%~42%，但样本量小，需验证。

甲状腺癌治疗临床多以手术、碘131、TSH抑制治疗等为主，近年靶向治疗亦有进展。对碘难治型分化型甲状腺癌，例如仑伐替尼、索凡替尼、安罗替尼、阿帕替尼等靶向治疗均可适当延长PFS。对进展性持续复发或转移MTC，可选择凡他尼布、卡博替尼、安罗替尼等靶向。ATC靶向药物少见，可据基因监测选择相应靶标治疗药物。FDA目前尚未批准ATC的免疫治疗药物，只有PD-L1高表达晚期ATC，在无相应靶向药物情况下，可尝试选择免疫检查点抑制剂。

二、肾上腺肿瘤

肾上腺肿瘤病因及发病机制尚未完全明确，可能与遗传、内分泌环境等多因素有关。手术切除常是肾上腺肿瘤根治性治疗重要方式，对嗜铬细胞瘤和肾上腺皮质腺瘤等，可根据肿瘤大小，合理选择开放性或腹腔镜下切除术，死亡率及并发症发生率低。

部分肿瘤切除术后患者肾上腺皮质功能出现减退，可长期口服激素治疗。此外，有些药物还能减少肿瘤相关激素产生，如螺内酯可降低醛固酮作用；酮康唑可减少肾上腺类固醇激素产生，起始剂量0.8~1.2 g/天，待皮质醇恢复正常后逐渐酌情减量；米非司酮能降低皮质醇作用，缓解临床症状；他莫昔芬，托瑞米芬和氟维司群可阻断雌激素作用。氨鲁米特可用于皮质醇增多症治疗，抑制肾上腺素和甲状腺素合成，阻断雄激素生物合成，从而起到药物肾上腺切除作用。主要用于较大肾上腺瘤治疗，常用剂量为0.75~1.0 g/天，分3~4次口服。

肾上腺恶性肿瘤术后化疗效果差，可据病理及分期不同决定是否需要合并术后治疗。米托坦主要作用于肾上腺皮质束状带和网状带线粒体，诱导其变性坏死。抑制皮质醇合成，破坏瘤细胞，是目前肾上腺肿瘤中最常用、反应效率最高的药物。它药物作用慢，至少维持8周以上，起始剂量每日500 mg，若无不良反应，1日4次，此后可每3日增加500 mg，常用剂量为6~10 g/天，最大剂量为12 g/天，注意观察恶心，呕吐、嗜睡、视力模糊及流涎等副作用，视严重程度而减药或停药。为防止肾上腺皮质功能减退需合用强的松（泼尼松）。常能与米托坦联用的其他化疗药物包括：顺铂、多柔比星、依托泊苷、阿霉素、紫杉醇、环磷酰胺、链脲菌素、5-氟尿嘧啶和长春新碱等等。FIRM-ACT研究表明，米托坦联合依托泊苷、顺铂、多柔比星可作为转移性肾上腺皮质癌的一线选择。另有研究证实，对上述方案治疗失败患者，吉西他滨联合卡培他滨可作为二线化疗，也可获得生存获益。部分药物目前尚处在国际Ⅲ期临床研究中，由于相关临床研究尤其是化疗药物临床试验样本量小，且肿瘤发现多晚期，进展速度快，生存期短，故联合化疗疗效尚不能肯定。亦有研究显示，米托坦有效率仅30%左右，联合化疗效果亦十分有限。一旦肾上腺瘤成为晚期，化疗、放疗和其他靶向药物联合治疗疗效并不理想，因此早期筛查、早期诊治对肾上腺瘤尤为重要。

三、胰腺神经内分泌肿瘤

胰腺神经内分泌瘤（pNET）不同类型生物学特性有所不同，因此治疗方法多样，包括手术切除、介入治疗、动脉栓塞化疗、靶向治疗、放射性核素治疗以及药物治疗相结合的整合治疗模式，手术是目前唯一可能根治的疗法。药物治疗主要包括生长抑素类、分子靶向治疗和化学治疗等。

生长抑素类药物可用于进展缓慢胰腺神经内分泌瘤G1和G2，以及生长抑素受体阳性的pNET G3治疗，副作用小，虽然客观有效率有限，但疾病控制率可达

50%~60%。分子靶向治疗主要为酪氨酸激酶抑制剂，已有临床研究表明，舒尼替尼和依维莫司对晚期和转移性胰腺神经内分泌瘤具有较好的疗效及耐受性，二药均可显著延长胰腺神经内分泌瘤的无肿瘤进展生存期。

起源于任何原发部位的神经内分泌瘤（NEN）G3和处于进展期的pNET，肿瘤负荷大、临床症状明显、肿瘤在短期（6~12个月）快速进展者可选择全身系统化疗，有机会实现转化者也可选择新辅助化疗。对晚期高分化G1/G2 pNETs，尤其肝转移无法切除者，可选择链脲霉素联合5-氟尿嘧啶（STZ/5FU）为基础的治疗，链脲霉素联合多柔比星可作为替代选择，客观缓解率可达35%~40%，需关注的是，多柔比星具有心脏累积毒性，累积剂量应小于500 mg/m^2。回顾性研究显示以替莫唑胺为基础的化疗在高级别胃肠胰神经内分泌癌（GI-NEC）或Ki-61小于55%的pNET G3患者中具获益优势。替莫唑胺单药或联合卡培他滨在pNET患者中的客观缓解率可达40%~70%，且毒性较低，也可成为STZ/5-Fu替代治疗方案之一，替莫唑胺联合贝伐珠单抗等抗血管生成治疗有待更多前瞻性临床研究验证。此外，奥沙利铂或伊立替康为基础化疗联合5-FU或卡培他滨等亦是可选择的化疗方案，可作为pNET二线治疗选择。低分化pNETs可选择依托泊苷联合铂类，在NEC G3中，顺铂＋依托泊苷是标准的一线治疗，有肝转移高级别NEC G3，无论原发肿瘤部位起源，都建议早期予顺铂+依托泊苷苷联合化疗。有数据表明在NEC中铂类可使用卡铂代替顺铂，客观缓解率达40%~67%，但中位PFS仅4~6个月。低分化NEC日前无推荐的二线疗法，NEC G3中无证据显示拓扑替康能够获益。

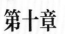

第十章

恶性淋巴瘤控瘤药的
规范化使用

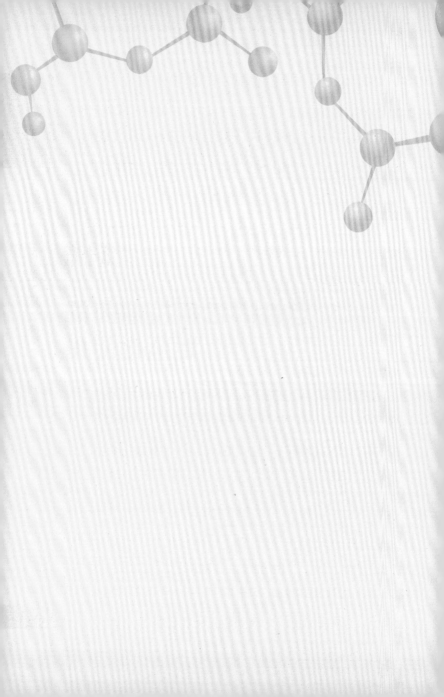

一、非霍奇金淋巴瘤

非霍奇金淋巴瘤（NHL）治疗中，B细胞来源的NHL除高度恶性外大多对放化疗敏感，治愈率高，缓解期长；T细胞来源的NHL除低度恶性外，虽对放化疗敏感，但长期控制欠佳，总生存率较低。NHL为全身性疾病，治疗和预后依据不同，恶性程度有差异。多数患者以联合化疗为主，其强度受患者病理、分期、一般情况等多因素影响。

低度恶性淋巴瘤以滤泡性小裂细胞型为主，包括小淋巴细胞淋巴瘤和滤泡性淋巴瘤。Ⅰ、Ⅱ期患者化放疗疗效好，Ⅲ期和Ⅳ期以化疗为主，通过强烈化疗可使相当部分病人得以治愈，关键是适当配合放疗，尤其是有较大肿块的病人。Ⅳ期尤其伴骨髓侵犯患者，目前无根治措施。低度恶性的NHL在一定时间内可转化为恶性程度较高的类型，如大细胞或免疫母细胞型，应在病情进展时给予适当化疗。可选用化疗方案为COP、COPP，必要时可用CHOP，有效率为60%~90%。加用局部照射后相当多病人可长期生存甚至治愈。干扰素α和白细胞介素-2对低度恶性NHL有效，研究显示干扰素通过免疫调节，促进分化和细胞毒作用，可首选或在化疗失败时选用。此外，针对 CD20 利妥昔单抗也是重要靶向治疗药物之一。C-MOPP 方案对滤泡性混合细胞型病人疾病控制率为 72%，中位缓解期为 7 年左右。M-BACOD 对晚期滤泡性小裂细胞型疗效也较好，5 年生存率达 40%。其他如口服依托泊苷（鬼臼乙叉甙、VP-16）50 mg/m²，1 次/天，连用 21 天有效率达 67%，中数缓解期为 8 个月。若出现化疗耐药，Similar 等应用口服蒽环类药物伊达比星（4-去甲氧基柔红霉素）治疗低度恶性淋巴瘤。

中度恶性淋巴瘤可占 NHL60%，弥漫性大细胞淋巴瘤是典型代表。影响预后因素包括肿块大小、结外器官受累情况、B 症状及 LDH 增长等。中度恶性 NHL 化疗完全缓解率在 50%~80%，对弥漫性组织细胞型，CHOP、COMA 或 COmLA 方案疗效较好。其他如 ProMACE-MOPP、CVP-ABP、m-BACOD、COP-BLAM、MACOP-B 及 Pro-MAC/CytaBOM 等疗效也都比较肯定。常用方案还包括 C-MOPP、BACOP 及 COMLA（或 ACOMLA）也都有很好疗效。随着研究不断进行，HOAP-bleo（阿糖胞苷、长春新碱、多柔比星（阿霉素）、泼尼松及博来霉素）被发现主要用于 CHOP 治疗后不能达 CR 的病人，在 CHOP 和 HOAP-bleo 以后也可换 IMVP16（异环磷酰胺、甲氨蝶呤、依托泊苷（鬼臼乙叉甙））以进一步巩固及消除。化疗药物剂量强度与远期生存有关。此外，自体骨髓及造血干细胞移植对中度恶性淋巴瘤治疗有一定适应证。干扰素及外科手术等治疗方案而对Ⅰ期患者根治性放疗也占重要地位。Ⅱ期、Ⅲ期患者放疗可作为化疗后的巩固治疗，或化疗失败后解救治疗，干扰素及手术等也是治疗选择之一。

高度恶性淋巴瘤的治疗以化疗为主。研究对比了Pro MACE-MOPP 和 ProMACE-CytaBOM治疗晚期弥漫性进展型NHL的结果，认为 Pro MACE-CytaBOM 的近期和远期结果均优于前者。淋巴母细胞型多是T细胞淋巴瘤，有纵隔大肿块和CNS受侵，或早或晚将合并急性淋巴细胞白血病，应按急性淋巴细胞白血病治疗，即强烈化疗诱导缓解，并给予较大肿块以局部照射；以后在2~3年内多次巩固化疗，以争取及维持完全缓解，并最好给予预防性颅照射或脊髓腔内甲氨蝶呤治疗，或采用LSA2-L2方案。由于高度恶性NHL很多伴有中枢神经受侵，故应注意给予预防性鞘内注射或全颅加全脊髓照射。自体骨髓移植及造血干细胞输注在有条件时也可开展，在一定程度上提高了远期治愈率。Burkitt淋巴瘤属于 B 细胞淋巴瘤。无论早、晚期最好治疗是化疗。治疗方案首选 COM 和 COMP 方案。如有腹部肿块应予局部照射。弥漫小无裂淋巴瘤（非 Burkitt）也属高度恶性，与 Burkitt 在病理上殊难鉴别。皮肤 T 细胞淋巴瘤的治疗 Ⅰ～Ⅱ 期电子束照射及局部氮芥涂抹（氮芥 10 mg 溶于 50 mL 水中涂于患处，1 次/天，1 年后改为隔天 1 次），近来亦有一定进展。Winkler 和 Bunn 曾统计各种单药和联合化疗方案对这类肿瘤的疗效。但各种不同类型间差异很大。对 Ⅲ～Ⅳ 期病变则给电子束照射及 CAPO 化疗。若病情发展则给 COPP 化疗。Ⅲ～Ⅳ 期病人治疗是局部氮芥加 COPP 化疗共 6 周期。我国创制的控瘤药嘧啶苯芥（合 520，嘧啶苯芥）对皮肤 T 细胞淋巴瘤也有相当好疗效，局部及全身给药可使半数以上病人达到完全缓解。甘磷酰芥（M-25）对此病也有效。

二、霍奇金淋巴瘤

经典型霍奇金淋巴瘤（HL）根据分期、有无不良预后因素等分为预后良好组和预后不良组，治疗原则以放化疗联合为主。对于早期预后良好患者，标准方案为 ABVD（多柔比星 25 mg/m²、博来霉素 10 mg/m²、长春花碱 6 mg/m²、达卡巴嗪 375 mg/m²）双周方案。临床治疗中往往因长春花碱缺乏，常用长春新碱代替，但长春新碱应注意避免与维布妥昔单抗联合使用，容易加重周围神经病变损伤。基于中期 PET/CT 疗效评价（iPET），Deauville 评分 3 分以下为阴性，以上为阳性。对于早期预后良好和 iPET（–）患者，标准方案为总共 2~4 周期的 ABVD 后进行放疗；iPET（＋）患者，2 周期 ABVD 后，进行增强剂量 BEACOPP 方案（博来霉素 10 mg/m² d8+依托泊苷 200 mg/m² d_{1-3}+多柔比星 35 mg/m² d1+环磷酰胺 1250 mg/m² d1+长春新碱 1.4 mg/m² d8+丙卡巴肼 100 mg/m² d_{1-7}+泼尼松 40 mg/m² d_{1-14}）后进行放疗，治疗过程中应当酌情给予 G-CSF 支持治疗。对于早期预后不良患者，标准方案为 4 个周期的 ABVD 联合放疗，同样根据 PET/CT 中期疗效评价结果决定后续治疗周期数。

Ⅲ/Ⅳ期 HL 患者的标准治疗为联合化疗。伴有纵隔淋巴结肿大/大肿块或结外疾病的 ⅡB 期患者通常也作为晚期疾病进行管理。ABVD 或 eBEACOPP 这两个方案的选择，取决个体多因素风险评估和毒性疗效平衡比。eBEACOPP 比 ABVD 毒性高，不适用于 60 岁以上患者。小于等于 60 岁的晚期 HL 成年患者初始治疗可为 ABVD 或 eBEACOPP，并在 2 个周期后进行 iPET；若接受 ABVD

两周期后 iPET（-），则剩余的4个治疗周期中省略博来霉素，治疗后可考虑放疗；若 iPET（+）且无进展，则再4个周期 eBEACOPP 治疗结束后考虑放疗。对于接受eBEACOPP 治疗的患者，若 iPET（-）应再接受2个周期eBEACOPP 治疗，或4个周期 ABVD 治疗，无需放疗巩固；若 iPET（+），应完成总共6个周期的 eBEACOPP 治疗；eBEACOPP 治疗中甲基苄肼可替代达卡巴嗪。

对于复发/难治性经典型霍奇金淋巴瘤的治疗二线首选挽救方案化疗+大剂量化疗联合自体造血干细胞移植。对于不符合移植条件的可考虑免疫治疗和二线挽救化疗。肿瘤原发耐药或一线治疗后12个月内复发或复发时伴有结外病灶等不良因素的患者，行造血干细胞移植治疗后可进行维布妥昔单抗单药维持治疗。此外还可以根据 CD20 表达情况，选择性联合利妥昔单抗治疗。

三、原发性中枢神经系统淋巴瘤

原发性中枢神经系统淋巴瘤（PCNSL）是少见类型非霍奇金淋巴瘤，绝大多数病理类型为弥漫大 B 细胞淋巴瘤。对身体状况好，能耐受全身治疗的初治患者，诱导缓解期首选含大剂量甲氨蝶呤（MTX）的全身化疗±靶向治疗，甲氨蝶呤注射时间应控制在4~6小时，推荐

剂量为 $5.0\sim8.0\ g/m^2$，对存在脊柱病变或脑脊液阳性患者，可在全身治疗基础上合并鞘内注射局部治疗，鞘内注射药物包括：甲氨蝶呤、阿糖胞苷、地塞米松。对于前期疗效好病情控制稳定的患者，巩固治疗阶段首选含塞替派预处理方案和自体造血干细胞移植。除低剂量全脑放疗外，还可以选用大剂量阿糖胞苷联合依托泊苷，具体剂量为：大剂量阿糖胞苷 $2.0\ g/m^2$ q12h d_{1-4}，依托泊苷 40 mg/kg 连续输注 96 h，序贯自体造血干细胞移植治疗。维持治疗阶段可选择低剂量来那度胺或替莫唑胺治疗。对于身体状况差无法耐受全身化疗的初治患者，诱导期可选择甲氨蝶呤联合替莫唑胺化疗，维持治疗可选择来那度胺 $5\sim10$ mg d_{1-14} 或替莫唑胺 150 mg/m^2 d_{1-5}治疗。

对于复发难治的原发中枢神经系统淋巴瘤，复发时再次化疗仍可能有效，可根据患者肿瘤复发时间、患者身体状况等因素再次使用大剂量甲氨蝶呤化疗或更换化疗方案，目前尚无最佳方案推荐。其余全身化疗如 CHOP、DHAP（地塞米松、高剂量阿糖胞苷、顺铂）及羟基脲、丙卡巴肼（甲基苄肼）、洛莫司汀（CCNU）和泼尼松等均可考虑。如果挽救化疗无效，且既往未行放疗者可行放疗。

目前本病涉及的高质量研究数量相对少，3.5 mg/m² 及以上的大剂量甲氨蝶呤可以有效通过血脑屏障，是治疗 PCNSL 最为有效的药物，但肾功能不全应谨慎使用或酌情减量，易出现 MTX 排泄影响。以大剂量 MTX 为基础的联合化疗方案是目前 PCNSL 的标准一线选择，可以联合的药物包括利妥昔单抗、阿糖胞苷、丙卡巴肼、替莫唑胺、长春新碱等。大部分原发中枢神经系统淋巴瘤对化疗非常敏感，应当能够积极争取获得长期生存。

第十一章

头颈肿瘤控瘤药的
规范化使用

一、鼻咽、口腔及口咽肿瘤

鼻咽癌因为侵袭转移方式和生物学行为不同，且鼻腔、鼻窦及相邻结构复杂，因此难有简单统一的治疗模式。除高分化或低度恶性的早期病变彻底切除者外，早期鼻咽癌的治疗以放疗为主。Ⅱ期患者可考虑顺铂联合放疗，但对于年龄大于70岁、PS大于2、伴有听力障碍、肾功能不全（肌酐清除率小于50 mL/min）或具有大于1级的神经病变患者不适宜使用顺铂。局晚期鼻咽癌应考虑同期放化疗的选择，顺铂为常见用药。单次方案（100 mg/m²，q3w，连续3次），分次方案（25 mg/m²，d_{1-4}，q3w，连续3次）或每周方案（40 mg/m²，qw）。有研究显示，单周方案虽然疗效与三周方案大致相仿，但骨髓抑制和听力损伤风险更高。对于不适宜使用顺铂的患者，可考虑奈达铂（100 mg/m²，q3w，连续3次）、卡铂（100 mg/m²，qw，连续6次）和奥沙利铂（70 mg/m²，qw，连续6次）。不适宜接受化疗的患者，可考虑放疗联合西妥昔单抗或尼妥珠单抗。晚期病变可考虑同步放化疗，未分化瘤、肉瘤推荐术后联合放化疗。已有研究证实，诱导化疗GP方案（吉西他滨1000 mg/m²，d1、d8；顺铂80 mg/m²，d1 q3w）或改良的TPF方案（多西他赛60 mg/m², d1；顺铂60 mg/m², d1；5-FU 600 mg/m²，d₁₋₅，q3w）的应用能够在调强放疗联合顺铂的同期放化疗基础上改善总生存。

早期口腔癌和口咽癌治疗方式类似，往往以手术为主要根治模式。对于不适宜手术的患者，可以采用局部放疗。局晚期口咽癌目前缺乏更多的手术和同期放化疗的前瞻性研究证据。具体方式建议MDT后对疗效、功能维持及并发症做出全面评价后决定。有研究显示，淋巴结包膜外侵和/或镜下手术切缘不足1mm，术后放化疗较单纯放疗有生存获益。对于不适宜手术的局晚口腔癌和口咽癌患者，放疗联合顺铂（100 mg/m²，q3w，连续3周期）是最常见的标准治疗模式。对于不适宜使用顺铂的患者或高龄患者，也可以给予单纯放疗。口咽癌还可考虑放疗联合西妥昔单抗（初次400 mg/m²，之后250 mg/m²，q2w，连续8周期）。对于负荷过大无法切除的患者，如口咽癌分期T4或N2c-N3的患者，可以先以TPF（多西他赛75 mg/m²，d1；顺铂75 mg/m²，d1；5-FU 750 mg/m²，d₁₋₅，q3w，连续3-4周期）方案行诱导化疗，再联合放疗行序贯治疗，降低远处转移风险。

二、喉癌

早期喉癌以手术或单纯放疗为主的治疗模式，二者总体疗效接近。具体治疗方案选择建议MDT针对肿瘤大小、位置、术后功能维持等做出全面评价后决定。局晚期喉癌单纯化疗不能作为根治性治疗方式，多为诱导化疗、辅助化疗或同步放化疗配合手术和放疗使用。研究显示，淋巴结包膜外侵和/或镜下手术切缘距离病灶不足1mm，术后同期放化疗较单纯放疗更有生存获益。放疗联合顺铂是常见的治疗模式，对于不适宜使用顺铂的患者，可以采用放疗联合西妥昔单抗。诱导化疗方案多采用以铂类为主的TP或TPF，具体的用药剂量与口腔及口咽癌基本相同。

三、下咽肿瘤

早期下咽癌推荐采用手术或单纯放疗的治疗模式，回顾性分析提示二者总体疗效相似。70%的下咽癌就诊时已是局晚期，治疗方式选择应当依据MDT综合评估后决定。具有高危因素的建议术后放疗，切缘阳性或不足、淋巴结包膜外侵犯的建议同期放化疗。原发灶T3或T4患者，若术后能保留喉功能者，应首选手术；对术后不能保留喉功能而有保喉意愿的患者，应当考虑放疗联合顺铂（100 mg/m²，q3w，连续3周期）的同步放化疗，不适宜使用顺铂的患者可考虑联合西妥昔单抗（初次400 mg/m²，之后250 mg/m²，q2w，连续8周期）靶向治疗。诱导化疗为保留喉功能的治疗手段之一，常用的诱导化疗方案为TPF（多西他赛75 mg/m²，d1；顺铂75 mg/m²，d1；5-FU 750 mg/m²，d$_{1-5}$，q3w，连续3~4周期）或类似方案。肿瘤负荷过大无法切除，分期T4或N2c-N3的患者，也可以考虑诱导化疗联合手术或放疗。对于复发转移性下咽癌，除挽救性手术和再程放疗是常见的根治手段，姑息性化疗是绝大多数转移性下咽癌的常见治疗方式，一般为TPF方案或顺铂联合5-Fu治疗。

第十二章

————————

软组织肉瘤和骨肉瘤
控瘤药的规范化使用

一、软组织肉瘤（soft tissue sarcoma，STS）

STS采取以手术为主的治疗模式，根据肿瘤病理、分期和基因状态，个体化选择放疗、化疗、靶向和免疫治疗。

（一）化疗

化疗是STS最重要的内科治疗手段，分为围术期化疗和姑息性化疗。不同病理类型STS对化疗敏感性差异显著，根据化疗敏感性分为高度敏感、中高度敏感、中度敏感、不敏感、极不敏感五类。

1.围手术期化疗

包括术前化疗和术后辅助化疗。《CACA软组织肉瘤诊疗指南2022》根据化疗敏感性，将STS分为以下三类进行围手术期化疗推荐。

（1）非多形性横纹肌肉瘤包括胚胎型、腺泡状、梭形细胞/硬化性横纹肌肉瘤。其中胚胎型横纹肌肉瘤和腺泡状横纹肌肉瘤多见于儿童，对化疗高度敏感。能完整手术切除者推荐手术，不能手术者推荐活检明确诊断后，予术前化疗，术后无论分期如何均需行术后辅助化疗。化疗方案需根据病理类型、是否存在FOXO1融合基因、年龄、TNM分期和IRS分组、是否中枢受累进行危险度分级来选择。胚胎型横纹肌肉瘤和FOXO1融合基因阴性的腺泡状横纹肌肉瘤预后良好，PAX3-FKHR或PAX7-FKHR融合基因阳性的腺泡状横纹肌肉瘤预后较差。梭形细胞/硬化性横纹肌肉瘤十分罕见，化疗敏感性和预后均比胚胎型/腺泡状横纹肌肉瘤差，目前尚无标准化疗方案推荐。小样本研究显示可选择VAC（长春新碱+更生霉素+环磷酰胺）方案化疗。

（2）未分化小圆细胞肉瘤包括尤因肉瘤、伴有EWSR1-non-ETS融合的圆细胞肉瘤、CIC重排肉瘤、伴有BCOR遗传学改变的肉瘤。尤因肉瘤对化疗高度敏感，其余三种均属于罕见类型，预后比尤因肉瘤差，相关临床研究较少，化疗方案参考尤因肉瘤。未分化小圆细胞肉瘤术后均推荐辅助化疗，其中VDC/IE（长春新碱+多柔比星+环磷酰胺/异环磷酰胺+依托泊苷）交替方案推荐围手术期总疗程49周，VAIA（长春新碱+更生霉素+异环磷酰胺+多柔比星）或EVAIA（依托泊苷+长春新碱+更生霉素+异环磷酰胺+多柔比星）方案推荐围手术期总疗程14周。

（3）非特指型STS：指除化疗高度敏感、极不敏感或需要特殊处理的肉瘤（如胃肠道间质瘤、侵袭性纤维瘤病等）以外肉瘤的统称。预计手术可完全切除者首选手术治疗，手术困难的可先进行术前化疗。化疗方案可选择 A（多柔比星）、AI（多柔比星+异环磷酰胺）、MAID（美司纳+异环磷酰胺+达卡巴嗪）或 EI（表柔比星+异环磷酰胺），其中联合化疗方案更有助于手术降期。术后化疗能延长无病生存期，但对改善总生存期仍有争议。对于化疗敏感的Ⅲ期和伴有高危因素（肿瘤位置深、累及周围血管、包膜不完整或突破间室、FNCLC分级为G3、局部复发二次切除术）的Ⅱ期患者推荐术后化疗。术后方案可选择 A（多柔比星）、EI（依托泊苷+异环磷酰胺）或 AI（多柔比星+异环磷酰胺）。

2.姑息性化疗

对于不能切除的局部晚期或复发转移的STS，积极化疗有助于缩小肿瘤，减轻症状，延长生存期，提高生活质量。STS病理类型复杂，化疗敏感性各异，应综合患者体能状况、既往化疗疗效及毒副反应耐受情况，选择姑息性化疗方案。

（1）非多形性横纹肌肉瘤：高危患者选择 VAC/VI/VDC/IE（长春新碱+更生霉素+环磷酰胺/长春新碱+伊立替康/长春新碱+多柔比星+环磷酰胺/异环磷酰胺+依托泊

苷）交替方案，中枢受侵者可采用 VAI/VACa/VDE/VDI（长春新碱+更生霉素+异环磷酰胺/长春新碱+更生霉素+卡铂/长春新碱+多柔比星+依托泊苷/长春新碱+多柔比星+异环磷酰胺）交替方案，若化疗疗效好但仍存在病灶残留可积极选择手术或放疗等局部治疗。二线化疗方案可选择环磷酰胺+托泊替康、长春瑞滨、环磷酰胺+长春瑞滨、吉西他滨+多西紫杉醇、多柔比星+异环磷酰胺、卡铂+依托泊苷。

（2）未分化小圆细胞肉瘤：尤因肉瘤采用多药联合化疗可以提高客观缓解率，但不能延长总生存期。对于疗效较好且潜在可切除的患者推荐 VCD（长春新碱+环磷酰胺+多柔比星）、VCD/IE（长春新碱+环磷酰胺+多柔比星/异环磷酰胺+依托泊苷）交替、VAIA（长春新碱+更生霉素+异环磷酰胺+多柔比星）多药联合方案。二线化疗方案可选择异环磷酰胺+依托泊苷+卡铂、环磷酰胺+托泊替康、伊立替康+替莫唑胺、吉西他滨+多西紫杉醇。

（3）非特异性STS：以蒽环类药物为基础的方案是非特异性STS一线治疗的基石。在多柔比星基础上联合异环磷酰胺，虽然能将客观缓解率和无进展生存期提高

60%以上，但增加了毒副反应，也并未改善总生存期。二线化疗无公认方案，可参照病理类型进行选择：如滑膜肉瘤选择大剂量异环磷酰胺；脂肪肉瘤选择曲贝替定或艾立布林；平滑肌肉瘤选择吉西他滨+达卡巴嗪、吉西他滨+多西紫杉醇或者曲贝替定；血管肉瘤选择紫杉醇；未分化多形性肉瘤选择吉西他滨+多西紫杉醇等。

（二）靶向治疗

STS患者中有30%~61%具有潜在靶点基因的改变。根据基因突变的类型，可选择的靶向药物分为两大类：一类是靶向驱动基因突变，如具有CDK4扩增的高分化/去分化脂肪肉瘤可使用哌柏西利，具有COLIA/PDGFB融合基因的隆突性皮肤纤维肉瘤可使用伊马替尼，具有PME-ALK、TPM4-ALK、RANBP2-ALK、CARS-ALK或ATIC-ALK融合基因的炎性肌纤维母细胞瘤可使用克唑替尼和塞瑞替尼；另一类是靶向肿瘤发生进程中的相关信号通路，包括肿瘤血管新生信号通路、细胞周期信号通路、肿瘤持续增殖信号通路等，其中抗血管生成的代表性药物包括安罗替尼、培唑帕尼、瑞戈非尼等（具体见相应章节）

（三）免疫治疗

在部分特定亚型的STS中，免疫检查点抑制剂单药或联合小分子抗血管TKI治疗可能有效，但在STS中的整体疗效并不理想，仍需进一步探索。

二、骨肉瘤（osteosarcoma，OS）

（一）局限性OS和初治转移性OS

以手术为主，联合新辅助和术后辅助化疗是局限性OS的主要治疗模式。①低级别OS（髓内型和表面型）首选广泛切除手术，骨膜OS推荐"新辅助化疗+广泛切除手术"。术后病理若提示高级别OS成分，推荐术后辅助化疗；若仍为低级别OS，不推荐术后辅助化疗。②高级别OS（髓内型和表面型）首选新辅助化疗，化疗后需再次评估。对于可切除者，予广泛切除手术。若手术切缘阳性，对于化疗反应好者（肿瘤组织坏死率大于90%），推荐继续术前方案化疗，同时考虑再次手术切除±放疗；对于化疗反应差者（肿瘤组织坏死率小于等于90%），考虑更改化疗方案，同时考虑再次手术切除±放疗。若手术切缘阴性，对于化疗反应好者，推荐继续术前方案化疗；对于化疗反应差者，考虑更改化疗方案。对于不可切除或不能完全切除者，推荐化疗或放疗。③对于初诊的转移性 OS（包括肺、内脏或骨转移），推荐新辅助化疗+原发灶和转移灶的广泛切除手术+辅助化疗。不可切除的转移灶，予化疗±放疗，并对原发病灶再次评估。

新辅助、辅助化疗以及转移性 OS 一线治疗的推荐方案均为顺铂+多柔比星、大剂量甲氨蝶呤+顺铂+多柔比星、多柔比星+顺铂+异环磷酰胺+大剂量甲氨蝶呤，可采用联合给药或序贯给药。

（二）复发和难治性 OS

大约 30% 的局限性 OS 和 80% 的转移性 OS 患者会出现复发。对于复发和难治性 OS，推荐以药物治疗为主，辅以手术治疗的治疗模式。在药物控制有效的基础上，若可行手术切除，建议切除转移灶，无法手术者可考虑局部姑息放疗。近十年来，虽然围手术期化疗已在一定程度上改善了 OS 的预后，但对于复发和难治性 OS 患者，二线化疗药物进展极为有限，5 年生存率仅为 20%。目前可选择的方案包括依托泊苷+环磷酰胺或异环磷酰胺，吉西他滨+多西紫杉醇。

抗血管靶向药物包括瑞戈非尼、索拉菲尼、阿帕替尼、安罗替尼、仑伐替尼等在 OS 的二线治疗中已经获得一定疗效。靶向联合化疗是目前的热点研究方向。回顾性研究显示阿帕替尼联合化疗可以缩小原发灶及肺转移灶体积。一项仑伐替尼联合异环磷酰胺+依托泊苷，序贯仑伐替尼用于复发OS二线治疗的I/II期临床研究显示，35例患者中4个月的PFS达51%，显示出良好的控瘤疗效。此外，免疫检查点抑制剂在OS治疗中尚未获得确切疗效，针对OS免疫逃逸机制的相关研究正在开展中。

第十三章

皮肤癌控瘤药的规范化使用

一、恶性黑色素瘤（malignant melanoma，MM）

MM采取以手术为主，联合术后辅助化疗、靶向治疗、免疫治疗、放疗的综合治疗模式。由于MM属于高度免疫原性的肿瘤，并且有相当比例的MM患者具有BRAF、C-KIT等驱动基因突变，传统化疗在MM综合治疗中的地位逐渐下降。本篇章只讨论传统化疗，免疫治疗及靶向治疗详见相应章节。

（一）皮肤MM

对于ⅡB~Ⅲ期的高危皮肤MM患者，推荐大剂量干扰素α-2b辅助治疗。多项临床研究证实干扰素α-2b能延长无复发生存期，但不能改善总生存。长期随访数据显示，仅对于存在溃疡的ⅡB~Ⅲ期患者，大剂量干扰素α-2b能延长无复发生存期，降低远处转移风险。EORTC18991研究显示长效干扰素辅助治疗能延长Ⅲ期MM患者的无复发生存期，但不能延长远处无转移生存期和总生存期；亚组分析显示，显微镜下有淋巴结转移的患者和原发肿瘤有溃疡的患者无复发生存期、远处无转移生存期和总生存期获益最显著。FDA已于2011年批准了长效干扰素用于高危Ⅲ期MM的术后辅助治疗。但因国内尚无类似成熟临床数据，故该指南不做推荐。

晚期皮肤MM患者可采用的化疗药物主要包括达卡巴嗪、替莫唑胺、紫杉醇、白蛋白结合型紫杉醇、顺铂/卡铂、福莫司汀。一项国内随机临床研究显示，恩度+达卡巴嗪较达卡巴嗪单药延长了晚期MM一线治疗的无进展生存期（4.5个月 vs 1.5个月，HR：0.578，$P=0.013$）。另一项替莫唑胺对比达卡巴嗪用于晚期MM一线治疗的III期研究显示，替莫唑胺的无进展生存期超过达卡巴嗪（1.74个月 vs 1.38个月，$P=0.002$），总生存期基本相当（7.7个月 vs 6.4个月，$P=0.2$）。替莫唑胺可透过血脑屏障，对有脑转移的患者可选择替莫唑胺。多个II期研究显示紫杉醇±卡铂在晚期MM中具有一定疗效。一项III期研究证实：白蛋白结合型紫杉醇较达卡巴嗪延长了初治晚期MM的无进展生存期（4.8个月 vs 2.5个月，HR：0.792，$P=0.044$），但无总生存期获益（12.8个月 vs 10.7个月，$P=0.09$）。一项福莫司汀对比达卡巴嗪的III期研究显示，福莫司汀组有效率显著优于达卡巴嗪组（15.2% vs 6.8%，$p=0.043$）。

（二）肢端MM

针对肢端MM的术后辅助研究较少，目前仍推荐大剂量干扰素α-2b辅助治疗。国内一项针对肢端MM的II

期研究显示，对于ⅢB-ⅢC或大于等于3个淋巴结转移的肢端MM患者，大剂量干扰素α-2b辅助治疗1年可能获益更多；对于ⅡB-ⅢA期或耐受欠佳的患者，也可选择大剂量干扰素α-2b 4周方案。晚期肢端MM的化疗药物与皮肤MM一致。

（三）黏膜MM

黏膜MM术后辅助治疗优先推荐化疗，大剂量干扰素α-2b可作为备选。一项黏膜MM术后辅助治疗的Ⅱ期随机对照研究显示：替莫唑胺+顺铂较大剂量干扰素α-2b相比，无复发生存期（20.8个月 vs 9.4个月，$P<0.01$）和总生存期（48.7个月 vs 40.4个月，$P<0.01$）均显著延长。另一项Ⅲ期临床研究也得出了类似的结论：替莫唑胺+顺铂组较大剂量干扰素α-2b组的无复发生存期显著延长（15.53个月 vs 9.47个月），复发风险降低44%（$P<0.001$）。

由于黏膜MM易侵犯血管，对于抗血管生成药物的敏感性较高。一项国内的回顾性研究显示，"达卡巴嗪+顺铂+恩度"一线治疗的无进展生存期为4个月，"紫杉醇+卡铂+贝伐珠单抗"二线治疗的无进展生存期为2个月。因此，晚期黏膜MM推荐选择"化疗+抗血管生成药物"的治疗模式，常用的方案包括达卡巴嗪+顺铂+恩度、替莫唑胺+顺铂+恩度、紫杉醇+卡铂±贝伐珠单抗、白蛋白结合型紫杉醇+卡铂±贝伐珠单抗。

（四）眼部葡萄膜MM

部分研究证实术后予大剂量干扰素α-2b可延长眼部葡萄膜MM的无复发生存期。对于经转移风险评估为高风险的患者，可考虑入组临床研究。对于晚期眼部葡萄膜MM推荐采用化疗+抗血管生成药物，常用方案与黏膜MM晚期治疗方案一致。

二、皮肤基底细胞癌（basal cell carcinoma，BCC）

BCC对化疗药物不敏感，可选择的治疗方式包括手术、电干燥和刮除术、局部外用药物、皮损内药物注射、冷冻疗法、光动力疗法、激光治疗、放疗和靶向治疗。手术联合非手术治疗可提高肿瘤清除率，满足美容需求。

局部外用药物可选择咪喹莫特乳膏、氟尿嘧啶乳膏；前者用于浅表型BCC，后者仅用于非高危区的浅表型BCC。皮损内药物注射仅用于无法手术的患者，尤其是存在高复发风险因素时。可选择的药物包括氟尿嘧啶、干扰素、白细胞介素-2、博来霉素，但目前仍缺乏确切长期疗效证据。

三、皮肤鳞状细胞癌（cutaneous squamous cell carcinoma，cSCC）

（一）局灶性cSCC

对于无临床区域淋巴结转移的局灶性cSCC，最有效的治疗方式为手术治疗，但仍需依据风险评估等级，兼顾治疗可行性、功能与美观需求、患者意愿等综合考虑。非手术治疗方式包括局部药物、冷冻疗法和电干燥刮除术、光动力疗法、放疗。原位cSCC可选用局部药物治疗，包括咪喹莫特乳膏、氟尿嘧啶乳膏。侵袭性cSCC慎用局部药物治疗。

（二）无法手术或放疗的局部晚期和转移性cSCC

目前针对局部晚期和转移性cSCC患者的治疗包括化疗、免疫和靶向治疗。其中化疗相关的临床研究较少，尚无统一的化疗方案。可选择的化疗药物包括铂类（顺铂或卡铂）、氟尿嘧啶、博来霉素、甲氨蝶呤、阿霉素、紫杉醇、卡培他滨、吉西他滨和异环磷酰胺。

第十四章

中枢神经系统肿瘤控瘤药的规范化使用

中枢神经系统（central nervous system，CNS）常见的恶性肿瘤包括脑胶质瘤、颅内和脊椎室管膜瘤、原发性中枢性淋巴瘤、原发性脊髓肿瘤。而成人髓母细胞瘤是一种罕见的成人CNS恶性肿瘤。

CNS常见恶性肿瘤中，间变性室管膜瘤通常在肿瘤复发或出现全脑全脊髓播散的情况下选择化疗，常用药物包括：铂类药物、依托泊苷、洛莫司汀、卡莫司汀以及TMZ等。原发性中枢性淋巴瘤治疗药物规范参阅淋巴瘤指南。而成人髓母细胞瘤因其罕见性，辅助化疗的最佳使用对于成人患者尚不清楚。在复发情况下，可考虑依托泊苷、替莫唑胺等。

本章节重点围绕胶质瘤治疗药物的规范化使用。化疗可提高胶质瘤患者生存期。对于高级别胶质瘤，由于其生长及复发迅速，积极有效的个体化化疗更有价值。其他药物治疗手段还包括分子靶向治疗、免疫治疗等，目前均尚在临床研究阶段。

一、CNS肿瘤药物治疗原则

（1）肿瘤切除程度影响化疗效果。推荐化疗应在最大范围安全切除肿瘤的基础上进行。

（2）术后辅助化疗：尽早、足量。

（3）选择作用机制不同及毒性不重叠的药物进行联合化疗，减少耐药的发生率。

（4）根据组织病理和分子病理结果，选择合适的化疗方案。

（5）某些抗瘤药物和抗癫痫药物会产生相互影响，同时使用时应酌情选择或调整化疗药物。

二、辅助治疗药物的规范化使用

（一）低级别胶质瘤（WHO1—2级）

目前对于低级别胶质瘤的化疗还存在一定争议，主要包括：化疗时机、化疗方案的选择、化疗与放疗次序的安排等。根据目前证据，对于有高危因素的低级别胶质瘤患者，应积极考虑包括化疗在内的辅助治疗。伴有1p/19q联合缺失的患者，可优先考虑化疗，而推迟放疗的时间。如有BRAFV 600E激活突变可考虑相应靶向药。

高风险低级别胶质瘤的推荐化疗方案：①PCV方案：甲基苄肼（PCB）60 mg/m²/d，d8—21+洛莫司汀（CCNU）110 mg/m²/d，d1+长春新碱（VCR）1.4 mg/m²/d，d8、d29，每8周一次。②TMZ单药化疗。③TMZ同步放化疗。

（二）高级别胶质瘤（WHO3级）

目前尚无标准方案，推荐在分子病理指导下选择治疗方案。对具1p/19q联合缺失的WHO3级少突胶质细胞瘤，推荐放疗联合辅助PCV方案化疗，放疗联合同步或者辅助TMZ化疗；对于无1p/19q联合缺失者，推荐放疗联合同步和辅助TMZ化疗。对IDH突变型的WHO3级星形细胞瘤，推荐放疗联合辅助TMZ化疗。对KPS小于60的WHO3级胶质瘤，若存在MGMT启动子区甲基化，则考虑TMZ化疗。

（三）胶质母细胞瘤（WHO4级）

推荐常规放疗加同步和辅助"TMZ化疗±电场治疗"，对于KPS大于或等于60且年龄小于或等于70岁的患者，若存在MGMT启动子区甲基化，还可考虑常规放疗加同步和辅助替莫唑胺联合洛莫司汀化疗；对于KPS大于或等于60但年龄大于70岁的患者，或者KPS小于60且存在MGMT启动子区甲基化，也可考虑单独采用TMZ化疗。

经典化疗方案①Stupp方案：在放疗期间口服TMZ 75 $mg/m^2/d$，6周；间隔4周，进入辅助化疗阶段，口服TMZ 150~200 $mg/m^2/d$，d1-5，每4周一次，共6个周期。

②PCV方案：甲基苄肼（PCB）60 mg/m²/d，d8—21+洛莫司汀（CCNU）110 mg/m²/d，d1+长春新碱（VCR）1.4 mg/m²/d，d8、d29，每8周一次。

可用于胶质瘤治疗的化疗药物还有卡莫司汀、伊立替康、依托泊苷、顺铂、卡铂和环磷酰胺等。

三、复发治疗药物的规范化使用

目前尚无针对标准治疗后复发脑胶质瘤标准化疗方案。如为高级别复发脑胶质瘤，建议接受适当可行的临床试验；如无合适临床试验，可采用以下方案。

（一）低级别脑胶质瘤复发后可选方案

①放疗加辅助PC化疗；②放疗加辅助TMZ化疗；③放疗联合同步和辅助TMZ化疗；④既往没有TMZ治疗史的患者还可以使用TMZ；⑤洛莫司汀或卡莫司汀单药化疗；⑥PCV联合方案；⑦以卡铂或者顺铂为基础的化疗方案；⑧如有BRAF V600E激活突变或NTRK融合者可推荐相应的靶向药物。

（二）高级别脑胶质瘤复发后可选方案

①TMZ；②洛莫司汀或卡莫司汀；③PCV联合方案；④抗血管生成药物±化疗（卡莫司汀/洛莫司汀、TMZ）；若以上化疗方案失败或不耐受，还可考虑①依

托泊苷；②以卡铂或顺铂为基础的化疗方案；③如有
BRAFV 600E 激活突变或 NTRK 融合者可推荐相应靶向
药。另外，若为胶质母细胞瘤复发，除上述①—④化疗
方案可选择，还可考虑瑞戈非尼靶向治疗。

第十四章　中枢神经系统肿瘤控瘤药的规范化使用

第十五章

控瘤药物不良反应及处理

随着控瘤药的不断发展，肿瘤整体治疗水平大幅提高，患者生存期和生活质量明显改善，但控瘤药不良反应也日益突显。化疗药物在杀伤肿瘤细胞同时对正常组织也有一定损害；靶向药物由于靶器官外正常信号受阻以及潜在的脱靶效应，存在特有不良反应；肿瘤免疫治疗涉及器官多、隐匿性强、致死率高。因此，需要尽早识别控瘤药物不良反应，给予及时恰当地处理。

控瘤药物不良反应分级可根据美国国家癌症研究所（NCI）发布的常见不良反应术语评定标准（CTCAE）5.0版本进行，总体处置原则如下。1级：症状轻微，不需停药，密切观察，酌情干预；2—3级：积极处理，必要时减量或停药；4级：威胁生命，需紧急处置。但需注意，对于各个系统的不良反应仍必须进行精准、个体化、多学科的整合治疗。

一、消化系统不良反应及处理

化疗相关恶心呕吐（CINV）可导致代谢紊乱、电解质失衡、营养不良。腹泻及便秘也需要积极、合理地预防和处理。控瘤药物亦可以引起肝脏毒性。特别应注意化疗所致的潜在的病毒性肝炎爆发。（详见CACA指南《胃肠保护》）

二、循环系统不良反应及处理

循环系统不良反应包括对心脏的直接影响及与肿瘤治疗相关的血流动力学改变或血栓事件。使用控瘤药物前应充分评估毒性风险，调整用药方案和用药剂量，推荐心脏病医师尽早参与临床管理。（详见CACA指南《心血管保护》）

三、呼吸系统不良反应及处理

某些化疗药物如博来霉素、白消安、亚硝脲类、丝裂霉素等长期使用会引起肺纤维化。免疫相关肺炎发生率逐年上升，酌情应用类固醇皮质激素可减轻肺毒性。（详见CACA指南《肺脏保护》）

四、泌尿系统不良反应及处理

化疗药物可直接损伤肾脏，导致尿素氮、肌酐升高、甚至急性肾衰竭。肿瘤溶解综合征等因素也可以造成肾损伤。泌尿道刺激反应主要由化疗药物的代谢产物刺激膀胱，导致膀胱黏膜损伤，引起出血性膀胱炎。（详见CACA指南《肾脏保护》）

五、血液系统不良反应及处理

中性粒细胞减少症及发热性中性粒细胞减少症（FN）是控瘤治疗常见不良反应，可直接影响治疗的连续性，降低生活质量，严重时可危及生命。积极预防和及时处理非常重要。血红蛋白下降及血小板减少也需要足够重视，恰当纠正处理。（详见CACA指南《血液保护》）

六、皮肤及附属物不良反应及处理

脱发、皮疹及手足综合征等皮肤及附属物不良反应详见CACA指南《器官保护》及《整合护理》相关章节。

控瘤药物的不良反应复杂多样。肿瘤专科医生对控瘤药物的不良反应需要充分认知，提高警惕，积极预防，密切监测，早期发现，及时处理，通过多学科整合诊治协作，达到减毒增效的目的。

参考文献

1. Halfdanarson T R， Hogan W J， Madsen B E. Emergencies in Hematology and Oncology. Mayo Clin Proc， 2017， 92（4）：609-641.

2. 史艳侠，邢镨元，张俊，等.肿瘤化疗导致的中性粒细胞减少诊治专家共识（2019年版）中国肿瘤临床，2019，46（17）：876-882.

3. Klastersky J， Paesmans M， Rubenstein E B， et al. The Multinational Association for Supportive Care in Cancer risk index：A multinational scoring system for identifying low-risk febrile neutropenic cancer patients. J Clin Oncol， 2000， 18（16）：3038-3051.

4. Carmona-Bayonas A， Jimenez-Fonseca P， Viriziuela Echaburu J， et al. Prediction of serious complications in patients with seemingly stable febrile neutropenia：validation of the Clinical Index of Stable Febrile Neutropenia in a prospective cohort of patients from the FINITE study. J Clin Oncol， 2015， 33（5）：465-471.

5. 石远凯，许建萍，吴昌平，等.聚乙二醇化重组人粒细胞刺激因子预防化疗后中性粒细胞减少症的多中心上市后临床研究.中国肿瘤临床，2017，44（14）：679-684.

6. Ba Y，Shi Y，Jiang W，et al. Current management of chemotherapy-induced neutropenia in adults：key points and new challenges：Committee of Neoplastic Supportive-Care（CONS），China Anti-Cancer Association Committee of Clinical Chemotherapy，China Anti-Cancer Association. Cancer Biol Med，2020，17（4）：896-909.

7. Azizi A H，Shafi I，Shah N，et al. Superior Vena Cava Syndrome. JACC Cardiovasc Interv，2020，13（24）：2896-2910.

8. Gould Rothberg B E，Quest T E，Yeung S J，et al. Oncologic emergencies and urgencies：A comprehensive review. CA Cancer J Clin，2022.

9. 李馨蕊，李骋，杨慧勤.肿瘤患者脊髓压迫症的处理.中国临床医生杂志，2022，50（01）：26-29.

10. Klemencic S，Perkins J. Diagnosis and Management of Oncologic Emergencies. West J Emerg Med，2019，20（2）：316-322.

11. Jones G L，Will A，Jackson G H，et al. Guidelines for

the management of tumour lysis syndrome in adults and children with haematological malignancies on behalf of the British Committee for Standards in Haematology. Br J Haematol, 2015, 169 (5): 661-671.

12.Cairo M S, Bishop M. Tumour lysis syndrome: new therapeutic strategies and classification. Br J Haematol, 2004, 127 (1): 3-11.

13.Durani U, Hogan W J. Emergencies in haematology: tumour lysis syndrome. Br J Haematol, 2020, 188 (4): 494-500.

14.Barbar T, Jaffer Sathick I. Tumor Lysis Syndrome. Adv Chronic Kidney Dis, 2021, 28 (5): 438-446 e1.

15.Gupta A, Moore J A. Tumor Lysis Syndrome. JAMA Oncol, 2018, 4 (6): 895.

16.Chakhtoura M, El-Hajj Fuleihan G. Treatment of Hypercalcemia of Malignancy. Endocrinol Metab Clin North Am, 2021, 50 (4): 781-792.

17.Hu M I. Hypercalcemia of Malignancy. Endocrinol Metab Clin North Am, 2021, 50 (4): 721-728.

18.Workeneh B T, Jhaveri K D, Rondon-Berrios H. Hyponatremia in the cancer patient. Kidney Int，2020，98（4）：870-882.

19. 张劲夫.2014欧洲低钠血症诊疗临床实践指南解读.中国呼吸与危重监护杂志，2015，14（01）：103-106.

20. NCCN Clinical Practice Guidelines in Oncology. Adult Cancer Pain，Version 2.2022-June 27，2022.

21. 癌症疼痛诊疗规范（2018年版）.临床肿瘤学杂志，2018，10：937-944.

22. 崔诗允.镇痛药物不良反应专家共识.肿瘤代谢与营养电子杂志，2021，02：139-143.

23. 郭卫.乳腺癌骨转移临床诊疗专家共识.中国肿瘤临床，2022，13：660-669.

24. Clézardin P，Coleman R，Puppo M，Ottewell P，Bonnelye E，Paycha F，Confavreux C B，Holen I. Bone metastasis：mechanisms，therapies，and bio-markers. Physiol Rev. 2021 1；101（3）：797-855.

25. NCCN Clinical Practice Guidelines in Oncology. Antieme-sis. Version 2.2022-March 23，2022.

26. 张玉.化疗所致恶心呕吐的药物防治指南.中国医院

药学杂志，2022，05：457-473.

27. Hesketh P J，Kris M G，Basch E，Bohlke K，Barbour SY，Clark-Snow R A，Danso M A，Dennis K，Dupuis LL，Dusetzina S B，Eng C，Feyer P C，Jordan K，Noonan K，Sparacio D，Lyman G H. Antiemetics：ASCO Guideline Update. J Clin Oncol，2020，38（24）：2782-2797.

28. Devarbhavi H，Aithal G，Treeprasertsuk S，Takikawa H，Mao Y，Shasthry S M，Hamid S，Tan S S，Philips CA，George J，Jafri W，Sarin SK；Asia Pacific Association of Study of Liver. Drug-induced liver injury：Asia Pacific Association of Study of Liver consensus guidelines. Hepatol Int，2021，15（2）：258-282.

29. Chalasani N P，Maddur H，Russo M W，Wong R J，Reddy K R；Practice Parameters Committee of the American College of Gastroenterology. ACG Clinical Guideline：Diagnosis and Management of Idiosyncratic Drug-Induced Liver Injury. Am J Gastroenterol，2021，116（5）：878-898.

30. 药物性肝损伤基层诊疗指南（2019年）中华全科医

师杂志，2020，10：868-875.

31. 林洪生，李萍萍，薛冬，刘杰.肿瘤姑息治疗中成药使用专家共识（2013版）中国中西医结合杂志，2016，03：269-279.

32. 占婧，于群，乔延恒，杨波.近10年中成药治疗慢性肾脏病的研究进展.山东中医杂志，2020，07：743-748.

33. 唐瑭，陈德森，彭吉霞.前列地尔联合百令胶囊治疗急性肾损伤435例临床研究.世界中医药，2014，06：754-755.

34. CSCO蒽环类药物心脏毒性防治指南（2022）.

35. Lyon A R，López-Fernández T，Couch L S，Asteggiano R，Aznar M C，Bergler-Klein J，Boriani G，Cardinale D，Cordoba R，Cosyns B，Cutter D J，de Azambuja E，de Boer R A，Dent S F，Farmakis D，Gevaert S A，Gorog D A，Herrmann J，Lenihan D，Moslehi J，Moura B，Salinger S S，Stephens R，Suter T M，Szmit S，Tamargo J，Thavendiranathan P，Tocchetti C G，van der Meer P，van der Pal HJH；ESC Scientific Document Group. 2022 ESC Guidelines on cardio-oncol-

ogy developed in collaboration with the European Hematology Association （EHA）, the European Society for Therapeutic Radiology and Oncology （ESTRO） and the International Cardio-Oncology Society （IC-OS） Eur Heart J, 2022 ehac244.

36.大剂量甲氨蝶呤亚叶酸钙解救疗法治疗恶性肿瘤专家共识.中国肿瘤临床, 2019, 15: 761-767.

37.徐瑞华, 万德森.临床肿瘤学（第五版）.北京: 科学出版社, 2021.

38.石远凯, 孙燕.临床肿瘤内科手册（第6版）.北京: 人民卫生出版社, 2015.

39.CSCO.肿瘤治疗所致血小板减少症（CTIT）诊疗指南（2022版）.

40.CSCO.肿瘤相关性贫血(CRA)临床实践指南, 2022.

41.中国抗癌协会肿瘤支持治疗专业委员会, 中国抗癌协会肿瘤临床化疗专业委员会.化疗诱导的周围神经病变诊治中国专家共识（2022版）中华肿瘤杂志, 2022, 44（9）: 928-934.

42.Cheng Y, Han L, Wu L, et al. Effect of First-Line Serplulimab vs Placebo Added to Chemotherapy on Survival

中国肿瘤整合诊治技术指南（CACA）

in Patients With Extensive-Stage Small Cell Lung Cancer: The ASTRUM-005 Randomized Clinical Trial. JAMA, 2022, 328 (12): 1223-1232.

43. Horn L, Mansfield A S, Szczesna A, et al. First-Line Atezolizumab plus Chemotherapy in Extensive-Stage Small-Cell Lung Cancer. N Engl J Med, 2018, 379 (23): 2220-2229.

44. Paz-Ares L, Dvorkin M, Chen Y, et al. Durvalumab plus platinum -etoposide versus platinum-etoposide in first-line treatment of extensive-stage small-cell lung cancer (CASPIAN): a randomised, controlled, open-label, phase 3 trial. Lancet, 2019, 394 (10212): 1929-1939.

45. Rossi A, Di Maio M, Chiodini P, et al. Carboplatin- or cisplatin - based chemotherapy in first-line treatment of small-cell lung cancer: the COCIS meta-analysis of individual patient data. J Clin Oncol, 2012, 30 (14): 1692-1698.

46. Jiang S, Huang L, Zhen H, Jin P, Wang J, Hu Z. Carboplatin versus cisplatin in combination with etopo-

side in the first-line treatment of small cell lung cancer: a pooled analysis. BMC Cancer, 2021, 21 (1): 1308.

47. Antonia S J, Villegas A, Daniel D, et al. Durvalumab after Chemoradiotherapy in Stage Ⅲ Non-Small-Cell Lung Cancer. N Engl J Med, 2017, 377 (20): 1919-1929.

48. Li B T, Smit E F, Goto Y, et al. Trastuzumab Deruxtecan in HER2-Mutant Non-Small-Cell Lung Cancer. N Engl J Med, 2022, 386 (3): 241-251.

49. 中国抗癌协会乳腺癌专业委员会. 中国抗癌协会乳腺癌诊治指南与规范（2021年版）. 中国癌症杂志, 2021, 31 (8): .

50. Sparano J A, Gray R J, Ravdin P M, et al. Clinical and Genomic Risk to Guide the Use of Adjuvant Therapy for Breast Cancer. The New England journal of medicine. 2019; 380 (25): 2395-2405.

51. Wang X, Wang S S, Huang H, et al. Effect of Capecitabine Maintenance Therapy Using Lower Dosage and Higher Frequency vs Observation on Disease-Free Survival Among Patients With Early-Stage Triple-Nega-

tive Breast Cancer Who Had Received Standard Treatment: The SYSUCC-001 Randomized Clinical Trial. Jama, 2021, 325（1）: 50-58.

52. Tutt ANJ, Garber J E, Kaufman B, et al. Adjuvant Olaparib for Patients with BRCA1- or BRCA2-Mutated Breast Cancer. The New England journal of medicine, 2021, 384（25）: 2394-2405.

53. 徐兵河, 江泽飞, 胡夕春, 等. 中国晚期乳腺癌临床诊疗专家共识2016. 中华医学杂志, 2016, 96（22）: 1719-1727.

54. NCCN Clinical Practice Guidelines in Oncology（NCCN Guidelines）Breast Cancer. National Comprehensive Cancer Network. Version 4.2022;

55. Johnston S R D, Harbeck N, Hegg R, et al. Abemaciclib Combined With Endocrine Therapy for the Adjuvant Treatment of HR+, HER2-, Node-Positive, High-Risk, Early Breast Cancer（monarchE）Journal of clinical oncology: official journal of the American Society of Clinical Oncology, 2020, 38（34）: 3987-3998.

56. 中国抗癌协会乳腺癌专业委员会. 中国早期乳腺癌卵

巢功能抑制临床应用专家共识（2021年版）.中国癌症杂志，2022，32（2）：177-190.

57. 中国抗癌协会乳腺癌专业委员会，长江学术带乳腺联盟.早期乳腺癌女性患者的骨健康管理中国专家共识（2022年版）.中国癌症杂志，2022，32（3）：274-286.

58. Hua X，Bi X W，Zhao J L，et al. Trastuzumab Plus Endocrine Therapy or Chemotherapy as First-line Treatment for Patients with Hormone Receptor-Positive and HER2-Positive Metastatic Breast Cancer （SYSUCC-002）Clinical cancer research：an official journal of the American Association for Cancer Research，2022，28（4）：637-645. doi：10.1158/1078-0432.Ccr-21-3435

59. Cortes J，Cescon D W，Rugo H S，et al. Pembrolizumab plus chemotherapy versus placebo plus chemotherapy for previously untreated locally recurrent inoperable or metastatic triple-negative breast cancer （KEYNOTE-355）：a randomised，placebo-controlled，double-blind，phase 3 clinical trial. Lancet （London，England），2020，396（10265）：1817-1828.

60. 樊代明.整合肿瘤学·临床卷.北京：科学出版社，2021.

61. 张伟，王政.中国抗癌协会脑胶质瘤整合诊治指南（精简版）.中国肿瘤临床，2022，（16）：811-818.

62. 国家卫生健康委员会医政医管局，中国抗癌协会脑胶质瘤专业委员会，中国医师协会脑胶质瘤专业委员会.脑胶质瘤诊疗指南（2022版）.中华神经外科杂志，2022，（08）：757-777.

63. 国家癌症中心，国家肿瘤质控中心黑色素瘤质控专家委员会.中国黑色素瘤规范诊疗质量控制指标（2022版）.中华肿瘤杂志，2022，（09）：908-912.

64. 中华医学会病理学分会，中华医学会病理学分会皮肤病理学组.黑色素瘤病理诊断临床实践指南（2021版）中华病理学杂志，2021，（06）：572-582.

65. 迟志宏，李思明，盛锡楠，崔传亮，斯璐，郭军.大剂量干扰素治疗是黑素瘤术后辅助治疗的首选方案（附450例观察）.中国肿瘤生物治疗杂志，2011，（02）：196-200.

66. 中国医药教育协会眼科专业委员会，中华医学会眼科学分会眼整形眼眶病学组，中国抗癌协会眼肿瘤专业委员会.中国葡萄膜黑色素瘤诊疗专家共识（2021年）.中华眼科杂志，2021，（12）：886-897.

67. Zhou L，Yang Y，Si L，Chi Z，Sheng X，Lian B，et al. Phase Ⅱ study of apatinib combined with temozolomide in patients with advanced melanoma after failure of immunotherapy. Melanoma research，2022，32（3）：142-149.

68. Yan X，Sheng X，Chi Z，Si L，Cui C，Kong Y，et al. Randomized Phase Ⅱ Study of Bevacizumab in Combination With Carboplatin Plus Paclitaxel in Patients With Previously Untreated Advanced Mucosal Melanoma. Journal of clinical oncology：official journal of the American Society of Clinical Oncology，2021，39（8）：881-889.

69. Qi P，Sun Y，Liu X，Wu S，Wo Y，Xu Q，et al. Clinicopathological，molecular and prognostic characteristics of cancer of unknown primary in China：An analysis of 1420 cases. Cancer medicine，2022.

70. Ye Q，Wang Q，Qi P，Chen J，Sun Y，Jin S，et al. Development and Clinical Validation of a 90-Gene Ex-

pression Assay for Identifying Tumor Tissue Origin. J Mol Diagn，2020，22（9）：1139-1150.

71.Sun W，Wu W，Wang Q，Yao Q，Feng Q，Wang Y，et al. Clinical validation of a 90-gene expression test for tumor tissue of origin diagnosis：a large-scale multi-center study of 1417 patients. Journal of translational medicine，2022，20（1）：114.

72.Versteeg K S，Looijaard S，Slee-Valentijn MS，Verheul HMW，Maier AB，Konings I. Predicting outcome in older patients with cancer：Comprehensive geriatric assessment and clinical judgment. Journal of geriatric oncology，2021，12（1）：49-56.

73.吴克瑾，陈青，刘荫华.中国妊娠期与哺乳期乳腺癌临床实践指南（2022版）中国实用外科杂志，2022，（02）：146-150.

74.王玉东，生秀杰，张师前，陆琦.妊娠期卵巢肿瘤诊治专家共识（2020）中国实用妇科与产科杂志，2020，（05）：432-440.

75.魏丽惠，赵昀，谢幸，尤志学，毕蕙，孔北华，等.妊娠合并子宫颈癌管理的专家共识.中国妇产科临床杂志，2018，（02）：190-192.

76. 中国抗癌协会肿瘤临床化疗专业委员会，中国抗癌协会肿瘤支持治疗专业委员会，肿瘤药物治疗相关恶心呕吐防治中国专家共识（2019年版）.中国医学前沿杂志（电子版），2019，11（11）：16-26.

77. 中国医学会肝病学分会药物性肝病学组.药物性肝损伤诊治指南.临床肝胆病杂志，2015，31：1752-1760.

78. 中华医学会心血管病学分会，中华心血管病杂志编辑委员会.中国心力衰竭诊断和治疗指南2014.中华心血管病杂志，2014（2）：98-122.

79. 中国药师协会.冠心病合理用药指南（第2版）.中国医学前沿杂志（电子版），2018，10（06）：1-130.

80. 中国临床肿瘤协会肿瘤与血栓专家共识委员会.肿瘤相关静脉血栓栓塞症预防与治疗治疗指南（2019版）.中国肿瘤临床，2019，46（13）：653-660.

81. Xu B, Zhang Q, Zhang P, Hu X, Li W, Tong Z, Sun T, Teng Y, Wu X, Ouyang Q, Yan X, Cheng J, Liu Q, Feng J, Wang X, Yin Y, Shi Y, Pan Y, Wang Y, Xie W, Yan M, Liu Y, Yan P, Wu F,

Zhu X，Zou J；DAWNA-1 Study Consortium. Dalpiciclib or placebo plus fulvestrant in hormone receptor-positive and HER2-negative advanced breast cancer：a randomized，phase 3 trial. Nat Med，2021，27（11）：1904-1909.

82. Lee Charlotte et al. Arrhythmias and device therapies in patients with cancer therapy-induced cardiomyopathy. Heart Rhythm，2021，18（7）：1223-1229.

83. Shannon Vickie R. Pneumonitis associated with immune checkpoint inhibitors among patients with non-small cell lung cancer. Current opinion in pulmonary medicine，2020，26（4）：326-340.

84. 中华医学会呼吸病学分会肺癌学组.免疫检查点抑制剂相关肺炎诊治专家共识.中华结核和呼吸杂志，2019（11）：820-825.

85. 紫杉类药物相关周围神经病变规范化管理专家共识专家委员会.紫杉类药物相关周围神经病变规范化管理专家共识.中华肿瘤杂志，2020，42（03）：170-179.

86. 杜晔，付鲁玉，郭一丹，田茹，罗洋.接受免疫检查点抑制剂治疗肿瘤患者发生急性肾损伤的临床特征.中华肾脏病杂志，2022，38（09）：802-810.

87. 中国抗癌协会肿瘤临床化疗专业委员会，中国抗癌协会肿瘤支持治疗专业委员会.中国肿瘤化疗相关贫血诊治专家共识（2019年版）.中国肿瘤临床，2019，46（17）：869-875.

88. 中国临床肿瘤学会指南工作委员会，肿瘤放化疗相关中性粒细胞减少症规范化管理指南.中华肿瘤杂志，2017，39（11）：868-878.

89. 中国抗癌协会肿瘤临床化疗专业委员会，中国抗癌协会肿瘤支持治疗专业委员会，肿瘤化疗导致的中性粒细胞减少，诊治专家共识（2019年版）.中国肿瘤临床，2019，46（17）：876-882.

90. 中国抗癌协会肿瘤临床化疗专业委员会，中国抗癌协会肿瘤支持治疗专业委员会，中国肿瘤化疗相关性血小板减少症专家诊疗共识（2019年版）.中国肿瘤临床，2019，46（18）：923-929.

91. 中华医学会肿瘤分会乳腺肿瘤学组，中国乳腺癌靶向治疗药物安全性管理共识专家组，中国乳腺癌靶向治疗药物安全性管理专家共识.中国癌症杂志，

2019，29：993-1006.

92.樊代明.整合肿瘤学·基础卷：全三册.西安：世界图书出版西安有限公司，2021.

93.陈静，等.静脉用抗肿瘤药物临床应用的药学管理.肿瘤药学，2020，10（03）：364-372.

94.胡夕春，蔡阳，杨新苗，等.肿瘤化疗用药方法的研究进展.世界临床药物，2005，26（11）：646.

95.国家食品药品监督管理局药品注册司，国家食品药品监督管理局政策法规司.最新药品注册法规及指导原则.北京：北京医药科技出版社，2010：547-552.

96.中华人民共和国国家卫生健康委员会.抗肿瘤药物临床应用管理办法.2021.

97.江映珠，林焕冰.已上市药品稳定性研究的问题探讨.今日药学，2011，21（07）：460-461.

98.陈颖，唐俊.PIVAS药品配置后的稳定性及滴注时间.海峡药学，2018，30（01）：285-289.

99.车啸天，周洁.静脉用药配置中心抗肿瘤药物静脉配置全过程质控管理措施及价值研究.中国肿瘤临床与康复，2022，29（07）：823-826.